シャムズの話

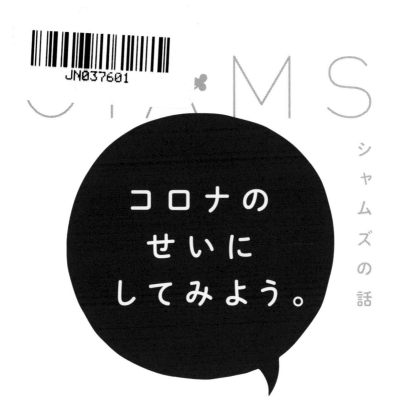

コロナのせいにしてみよう。

國松淳和

医療法人社団永生会 南多摩病院
総合内科・膠原病内科

金原出版株式会社

推薦文

国立国際医療研究センター 国際感染症センター
忽那賢志

私たちがコロナに適応していく過程で生まれた「CIAMS」という概念

新型コロナが発生してから私たちの生活は大きく変わり、そしてもう後には戻れなくなりました。この「コロナ禍」と呼ばれる社会状況の中で、私たちみんながストレスを抱えながら生きています。

そうした中で、ある頃から「あれ、この人こんなこと言う人だったかな」とか「急に会議で的外れな発言するようになったな」と思うような人たちが周りに増えてきました。その原因の一端は「コロナへの見えない不安」であることは、私にもわかっていました。

國松医師はそれをCIAMS（COVID-19/Coronavirus-induced altered mental

status）と名付けました。私はこの概念を聞いていろんなことが腑に落ちました。そうか、みんなシャムズだったのか、と。

そしてこの本を通読しシャムズは決して悪いことではないことを理解しました。おそらくシャムズは人間の「コロナというストレス（この本で言う精神的加重）」に対して生じた、ある意味では生理的な反応なのでしょう。

私は『Ｙａｈｏｏ！』でコロナの記事を日々書いているのですが、特定のキーワードに過敏に反応する方々がいます。それはＰＣＲであったり、アビガンであったり、ＢＣＧであったりです。

彼らは非常に攻撃的に、執拗に、粘着的に持論をＳＮＳなどで披露し（多くは理論的に破綻していますが）、私やその他の専門家を徹底的に叩こうとします。なぜこのような人たちがいるのか私にはわかりませんでしたが、シャムズという概念を理解し、彼らはコロナが不安であるがゆえにあのような振る舞いになるのだとわかりました。

あれは「コロナが周りにいないか不安だからPCRをして正体を現せ！」「コロナで死ぬのが怖いからアビガンをよこせ！」「BCGがコロナに効くという仮説があるから俺は助かるに違いない！」という、コロナへの不安が顕在化したシャムズの一種の表現型なのでしょう。そう考えると、私に攻撃する彼らさえ愛しく思えてきました。

おそらくコロナが怖くない人はいないと思います。本書は「コロナが不安な自分」から一歩引いて俯瞰的に自分を見ることができるようになる、ある意味啓発本のような役割を果たすかもしれません。そして、自身を俯瞰的に見られるようになったら、今度は周りにいるシャムズの人に手を差し伸べてください。

本書はコロナとともにある社会を生きるためのヒントが散りばめられた、コロナ時代必携の書です。

この本を手に取った人へ

みなさんこんにちは。私は内科医の國松淳和と申します。普段は病院に勤めて、患者さんの診療をしています。内科の範囲で何でも診ているつもりですが、発熱や原因のわからない症状の診断・治療を頼まれることが多い医者です。

新型コロナウイルスの感染拡大とその脅威によって、私たちの社会と生活は、一変しました。その一方で、私たちそのもの、つまり生き物としての「からだ」の質はそこまで変わってしまったようには思えません。

実際には、みなさんのからだはいつも通りで、早く世の中が元に戻って欲しいとただ願っているだけなんだと思います。

私たちのからだはパッと見は変わっていないのに、社会は変わってしまった。ただそれだけなのに、ものすごく体調が悪くなってしまった人たちが大勢います。人間は、こういう社会や環境の変化によって、こうもすぐに落ち着かなくなり、具合が悪くなってしまうものなのでしょうか？

はい、私はそういうものだと思っています。人間の体調は、社会や環境の変化によって、大きく影響を受けてしまうのです。

この本では、

コロナが流行してからというもの、コロナに感染してもないのに「いつもと違ってちょっと変になってしまった」「いろいろと体調が悪くなってしまった」という人たちに、どんなことが起きているのか。

をお話ししたいと思います。それを通して、この「コロナ禍」においてみなさんがいったいどんなことに気をつけていけばいいか、どんなことをすればいいのかについて提案したいと思います。

ただ、私は臨床医（患者さんに直接接して診察する医者）です。患者さんという人間が持っている病気や症状を診る専門家です。社会や経済や公衆衛生を扱う専門家ではありません。

あくまで、体調が悪くなってしまった人にどんなことが起きていて、どんなことに気をつければいいか、どうしたらいいのか、を述べるだけです。

実はこの本は、二〇二〇年五月の執筆時点で、新型コロナウイルス感染症診療の陣頭指揮を執り続けている国立国際医療研究センター病院、感染症医の忽那賢志先生に執筆を提案されて書きはじめました。

同世代で、同じ「発熱」を日頃扱う臨床医として、盟友という以上のつながりを感じている相手でもあります。忽那先生はおそらく、私の感覚では、今回の新型コロナウイルス感染症の流行にあって、一番ウイルス自体に接している医者の一人であると認識しています。

その彼が、私と同じような問題意識を持っていたことを教えてくれました。私の考えを本にすれば、患者さんのみならず、医療従事者も助かるのではないかということでした。

確かに、私もいわゆる「防護服」と「マスクとフェイスシールド」を厳重にまとって診療することがたびたびありましたが、あれをやりながら患者さんの心配や不安に対して、時間をかけて説明してあげられないのです。

きついマスク、キャップ、手袋を二重にしたままの状態ですので、顔や口にかなりの圧迫感があり、少ししゃべるのにも結構難儀します。ひと続きの会話ですら精一杯で、つらいです。

とはいえ患者さんのほうこそ、一人一人ご自身の症状につらさを感じているし、見えないウイルスと未来に対して不安がいっぱいですよね。

そこで私が「コロナに関する不安とその対処法」を本にして、一般の人に提案すれば、何より現場で防護服を着て対応される臨床医の先生方が、本来患者さんに時間をかけてすべき説明にとって替えられるかもしれない。と、そう思ったのです。これはまさしく私の本領だなと思います。忽那先生、さすが私のことをよくわかっていらっしゃる。

実は私はこれまでもたくさんの本を書いてきましたが、いずれも医学書でした。つまり、主に医師という専門家が購入して読んで、自身の診療などに役立てるための本を書いてきました。本来は、患者さんや一般の人たちにではなく、お医者さんのために本を書いてきたのです。

コロナウイルスに感染しているわけでもないのに具合が悪い・不安である、といった人たちに対する説明全般についての本を、臨床医のみなさんのために書けばいい。そう思ったのが、この本を書く一番の動機でした。

前置きが長くなりました。この本の結論を雑に先に言ってしまえば、こうなります。あなた・あの人の具合の悪さは、**みんなコロナのせい**です。頭や精神がおかしくなったように見えても、別に精神疾患になってしまったわけではなく、みんなコロナのせいです。

しかし、コロナで変わった社会をすぐに変えることはできません。ですから社会やあなた自身が「元どおり」になろうと目指す（＝もがく）のではなく、新しい安定を自分自身でつくっていこうよ。と、私は言いたいのです。

本書はなるべく、問題提起だけでおわらないように気をつけました。そして「みんなで頑張ろう」とか、そういう漠然とした結論も避けています。

この本を読むことで、少しでもみなさんが自身の行動を自分で変えることによって、体調がよくなり、新たな安定を得ようとできたらうれしいです。

二〇二〇年五月吉日

医療法人社団 永生会 南多摩病院 総合内科・膠原病内科
國松淳和

目次

コロナが
不安なあなたへ

第1章 コロナで変わってしまった人たち

「コロナな世の中」になってしまってからというもの、みなさんではなく、みなさんの周りで、全くいつものその人らしくなくなってしまった方はいませんか？ハイハイいますと一人、二人とすぐ頭に浮かぶ人もいれば、あの人がそうかな、もしかして私もそうかな、などとふわっと心配になる人もいると思います。

この本では主にこういう人たちのことをまず考えます。

たとえば、

○コロナの前だったら絶対やらなかったようなことをしたり、絶対言わなかったことを言いはじめたり。

○非常に冷静沈着、頭脳明晰な社長さんだったのに、コロナ禍にあっては、なぜか迷走し、謎のプランを掲げはじめて社員を困らせたり。
○お金儲けや自分の出世のようなことしか考えていなかった人が、急に「コロナ禍で困っている人を助けよう」などと普段なら絶対言わないようなことを言い出して、妙なクラウドファンディングをはじめてしまったり。
○忍耐強い人や穏やかな人が、なぜか急に怒りっぽくなったり。

こういう人のことを考えてみたいと思うのです。みなさんの周りで心当たりの人はいますでしょうか。

ポイントは、普段とは違う、その人らしくない言動や行動をし出す、ということです。

✸ シャムズ、シャムズ、シャムズ

こういう人のことを、あとでまた詳しく解説することになりますが、**COVID-19/Coronavirus-induced altered mental status, CIAMS（シャムズ）**と私は呼んでいます。直訳すると、「新型コロナウイルス感染症が誘発する精神状態の変化」というところでしょうか。

いかにもちゃんとした病名のようですが、私がそう勝手に呼んでいるだけで、お医者さんという人たちが皆、この呼称を当たり前に使っているわけではありません。ＣＩＡＭＳ（シャムズ）というのは、先ほど例示したような「コロナで変わってしまった人たち」全般を指すものと思ってください。

ＣＩＡＭＳ。シャムズ。この言葉をこの本では使っていきますから、ぜひ聞き慣れてください。

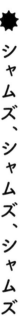

✸シャムズ＝いつものその人らしくなさが問題

話を戻します。「コロナで変わってしまった人たち」を指す、この「シャムズな人」「シャムズってる人」の話です。

コロナの以前、普段からその人にみられるかなと思うような行動や発言ならば、それはシャムズではありません。私がシャムズと特に呼んで問題視しているのは、**いつものその人らしくなさ**、なのです。

つまり、普段から怒りっぽい人がコロナでさらに怒りっぽくなった、みたいなことはシャムズとは違うと思います。もともとキレイ好きで、よく手を洗っていた人がとりわけコロナ禍となってからさらに手を洗うようになった、というのもあまりシャムズではありません。

コロナより前、平素のその人の性質が、量的には変わったとしても、質まで変わっているわけではないので、シャムズではないのです。

要するに「程度がひどくなっただけ」というものです。これも広義には（＝広い意味では）、度を超せばシャムズですが、「まあ前からあったけど、最近特にひどい」というのはちょっとシャムズとは違います。

このあたりの「微妙さ」についてもこの本でいずれ述べたいですが、今は理解を優先させるため「性質は変わらずに程度がひどくなっただけ」というのはシャムズっぽくない、シャムズには入れない、としておいてください。

✹ シャムズは病名じゃない

ではこういうのはどうでしょうか。

ある医師が、普段は「検査は必要と思える人だけに行うものであって、やたらめったらやるものではない」と言って、非常に適正な診断・治療のお手本を示して教育的な立場にいたにも関わらず、コロナが拡大し始めると急に「ＰＣＲ検査だ、とにかくＰＣＲ検査をやるべきだ」などと大騒ぎし出したという場合です。

これはシャムズだと思います。**普段との違いの落差**が大きすぎます。変化する前後の内容の是非を問うているわけではありません。こういうのは具合が非常に悪いんじゃないかと私なら心配に思ってしまいます。

ポイントは、「普段と違って」という点、そして「その人らしくなさ」という点です。この判断は、可能限りその人の周りの身近な人がしたほうがいいです。医者や医療従事者じゃなくてもいいのです。実はこれは非常に重要なところで、後でも強調しますが、できれば今のうちに覚えておいてほしいのです。

いいですか。**シャムズは医者に判断させるのではなく、周りの人（素人）が判断するのです。**私がシャムズというのを診断すべき概念にしないのはそういう理由です。診断は医師にしかできません。私は、シャムズは周りの人が認識するものであると思っています。あえて「診断すべきものとしての疾患概念」というように話を持っていかないのはそういう理由なのです。

疾患概念の提唱であれば、こんな（失礼）本で訴え出ることはしません。論文にします。

家族とか友人とか職場の人とか、日頃のその人をよく知る人でも、いえ、そういう人こそシャムズを認識できるはずと考えているために、シャムズを捉えるということを「医者にしかできない」としたくないのです。この点は、ゆっくりでいいので理解しておいてください。

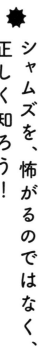

シャムズを、怖がるのではなく、正しく知ろう！

シャムズと思える事例。これは、他にもいろんなパターンがあっていいと思います。ここで私自身が具体的にあげてしまうと、私の直接の知人、あるいは私の職場の人、という存在の人たちが過剰に意識されてしまうかもしれません。
場合によってはプライバシーを保守しきれないかもしれません。具体例が少なく「わかりにくい」と思われてしまうことを回避せずに、あえて一般的な形で述べていることをご承知ください。

シャムズとはとにかく、**コロナ前のその人らしさの性質が随分変わってしまったこと**をいうもの、と思ってください。急に以前とは違うことを言いはじめた、やりはじめた。そういうのは「シャムズってる」のかもしれません。

ではみなさんが「シャムズかも……」と思ったらどうしたらよいのでしょうか。なってはいけないものなのでしょうか。治らない病気なのでしょうか。ただちに医者に診てもらったほうがいいのでしょうか。同じ「変わってしまった」でも、違うパターンはないのでしょうか。

実際に「どうすべきなのか」について説明するために、必要な知識というものがあります。

先に結論ばかり知りたいせっかちさん、定義に厳密で不確かなものを嫌う粗探し屋さん。こうした人たちには甚だ恐縮ですが、少し深呼吸してお待ちくださ い。まずは散歩でもしてきてください。

ちゃんと理解するためには焦りは禁物です。少しずつ学んでいきましょう。

第2章 シャムズの詳しい説明をします

さきほど、シャムズ（COVID-19/Coronavirus-induced altered mental status, CIAMS）の説明を少ししましたね。ここではさらに、シャムズとはどんなものかという詳しい話をします。

シャムズは「病名」ではないということはすでに述べました。ただし私は臨床医です。少し、医学的な面からも説明してみることにしましょう。

あ、その前に、なぜこんな私がシャムズシャムズと言うかについて、先に触れておきます。

シャムズは病名ではないと言いましたが、ちょっと嫌なのは、その人の「性質が変化している」というところなんです。

変われないのに、変わってしまった

世俗的な意味では、「変わりたい！」と願う人も多いと思います。思春期の子や大学生、若い社会人などが言っていることが多いでしょうか。あるいは年配の方でも、血糖値や血圧が上がってしまったなどして、食事習慣を変えようというのも「変わりたい」の一つですね。ダイエットを決意したり、朝型の生活習慣にして早朝に勉強しようと決心したり、タバコ・お酒をやめようと思い立ったり、というのもそうです。

でも、人はなかなか変われません。これはわかりますよね。かなり強い決心をしたはずなのに、その決意は長持ちしません。「わたし、三日坊主なんだよね」と言う人もいますが、それはみんな言っています。**人は自分が変わりたいと思っても変われないもの**なのです。

それなのに、です。

コロナ禍にあっては、そういう一般的な認識が崩れているように思います。自分の意思かどうかはさておき、コロナの社会の中では**あっさりと発言や行動が変わってしまった人**がいます。こういう内的な質の変化が容易に起きてしまう、という構造は単純に恐ろしいなと私は思うのです。

つまり、「このコロナ禍で」などと軽々しく言ってしまっているのだけれども、この状況は相当なものだと思っています。なかなか変わらないはずの人の精神の変化が、次々と起こっているようなのです。

あの、いまさらですが、私はそれなりに焦っているのです。これはよっぽどのことです。

ですが、この本を読めば大丈夫です。『シャムズ』という形で、みなさんが日常生活の中で、周りにいる身近なあの人の変調を気づいてあげることができれば、本格的に体調が悪くなってしまう前に、なんとかそれを止められるのです。

医者がこう言うとすぐみなさん身構えますが、そんな気負う必要はありません。どうすれば、どうすれば、とオロオロしますが、大丈夫です。この本で**私がみなさんに提案することは、ごく簡単なこと**です。

荷重ではなく、精神的「加重」

シャムズの病態は、「**精神的加重**」です。

なんだか、いま簡単そうなことを難しく言ったかのように思えましたね。実は「加重」というのはあまり一般的に使われない言葉です。日常で使うのは「荷重」です。荷重は、単に荷物が重いだとか、心理的に荷が重い、のように使われる言葉です。

一方「加重」は、あくまでイメージではありますが、力が加わるという「作用」そのものに焦点を当てた言葉だと思います。

「精神的加重」というのは、専門用語です。この言葉は、私の後輩・教え子であり、もはや長きに亘る臨床上の知己でもある尾久守侑医師に教わりました。これから話すことも、彼の著作である「精神症状から身体疾患を見抜く」（二〇二〇年、金芳堂）という本を多分に参考にしていることをお伝えしておきます。

精神的加重とは、「**身体疾患（脳の障害を含む）があると、転換性の症状が出現しやすくなるという現象**」とまとめられます。

専門的な説明の仕方で続けます。身体疾患があると、軽微な認知機能障害や意識の低下を生じ、それによって通常であれば適応できていたイベントに対応できずに、転換症状を引き起こす。これが精神的加重の機序とされています。

✸精神的加重の理解を深めるために

では、一般の人にもわかるようにこれを解説してみましょう。

まず身体疾患というのは、そのままの意味です。身体の病気のことです。精神疾患と対比する言葉でもあります。

ただし、精神疾患という言葉も実は難しいのです。パニック障害は、突然の動悸や呼吸困難に襲われるので、出る症状はからだの症状です。うつ病も、素人目にはいかにも精神疾患だと思えてしまいますが、うつ病患者さんのほとんどにみられるのが、食欲低下や頭痛、だるさといったからだの症状です。発達障害というのも、一部は人間の脳の性質の違いであって、病的なものほど脳の器質的異常であるという言い方もできたりします。

精神の異常、精神の病気、というのはなかなかに捉え難く、存在として捉えることは容易ではないので、身体疾患を「精神疾患ではないもの」と定義するのは危険です。ほとんどの、**みなさんが自覚・他覚できる健康のトラブルは、からだの病気＝身体疾患と思ってもいい**くらいなのです。

次に認知機能の障害という言葉を出しました。「認知」というとみなさん、すぐに「認知症」を思い出すことでしょう。今では避ける表現になりましたが、いわゆる「ぼけちゃった」という俗っぽい表現と印象で認識されていると思います。しかし、医学的には認知機能というのは広い概念で認識されています。

意識（の低下）という言葉も出てきました。意識とは、**自分の外部からの刺激を受け取ること**（認知機能）と、**自分だけが感じられる「自分の状態」を外部に向かって表現できること**（表出機能）、この両方を指します。

意識障害、意識変容というと、「気を失う」「ぼんやりしてはっきりしない」「反応が悪い」という意味で捉えられてしまうことが多いですが、それだけではありません。外からの刺激を受け入れることが少しだけできないだけで、表出

（機能）はほぼ全く問題ない、という状態がありえます。これも（認識はされにくい、証明はしにくいですが）意識変容といえます。

逆に、外部からの刺激を受け取ることは問題なくできても、自分の状態を外に表現することがうまくできないという状態もありえます。

また、意識には「覚醒」と「認知」がありますが、たとえば目を開けて一見普通にしていても、少し応答にムラがあって、今ひとつ良好な疎通を得られない、というときも意識障害としています。意識障害というと、一般の人は「昏睡状態」と思ってしまう人が多いでしょうね。

ある人が比較的急に（昨日と違って、とか）、普段と違う反応があるときには、シャムズか？と考えるのではなく意識障害ではないかと「まず」考えましょう。なぜかというと、普通に重大な病気かもしれないからです。

シャムズにおける認知機能障害や意識の低下は、「コロナ前と違って」くらいの時間単位であり、比較的長いことが多いです。医者が気をつけたい「意識障害」というのは、さきほど述べたように「昨日と違って」とか、数日のうちに、半日で、といった明らかに急な変化で考えるものです。

一日の中で、状態に波があるようなものも、意識障害として気をつけたほうがいいことが多いです。何日も全く波がなくおんなじ状態、というのは認知機能低下と呼ぶことが多いです。

シャムズは病名ではない

ここまでの説明で、あまりパリッと理解が進まなかったのではないでしょうか。実はそれでもいいです。程度が軽いときは、こういう医学的な分類というのは医者でも難しいものなのです。大事なのは、医者が「これは気をつけるべきだ」「まず身体疾患を探すべきだ」と思えることです。

意識障害なのか、認知機能障害なのか、精神変容・精神症状なのか。どれとも区別が不明瞭な世界をまとめるのは難しいです。はっきり分けられるときは、その問題こそ（一般のみなさんではなく）病院で扱ったほうがいいのです。

言葉の定義に突っかかってくる医者がよくいますが、そういう人はどうぞ状態の悪い患者さんを大事にそのまま診続けてください。あるいは深呼吸して散歩でも出かけてください。この本は、言葉の定義を議論するほど、厳密なことを扱ってはいません。この言い方が不誠実なのかどうかは、この本を全部読んでから考えてください。


私が、シャムズの「COVID-19/Coronavirus-induced altered mental status」の「altered mental status」は精神医学的に厳密な語義をあてたわけではないことが少しわかっていただけましたか。言ったじゃないですか。**シャムズは医学用語でも病名でもない**んです。

要するに、一日二日の急なことではないけれども、コロナの前と違って様子がおかしくなり、それは脳の具合が悪いのでは？と考えて、そのことをとりあえずシャムズという言葉で呼んでみようと言っているだけなのです。

この場合の脳とは、精神や意識や認知機能などをざっくり含めているということです。つまり、**シャムズは広義にはほぼすべての脳機能の不調を含めてよい**ということになります。

✹ 転換（てんかん）症状について

先ほどの精神的加重の説明に戻ります。

説明の後半の、「通常であれば適応できていたイベントに対応できずに、転換症状を引き起こす」の「転換症状」という部分の「転換」は「てんかん」と読みます。しかし、脳の病気でけいれんなどを起こすことのある、あの「癲癇」のことではありません。紛らわしいので「変換症」と呼ぶこともあります。

脳の具合の悪さが身体の働きの低下に転換するというものが転換症です。それがある程度持続し、他の病気を否定されるなどして証明されれば、転換性障害と呼ぶことがあります。これは定義の問題なのであまり覚えなくていいです。

転換症状のなかで、昔からよく言われる有名な症状は「失立失歩」です。これは文字通り、立てなくなったり歩けなくなったり、というものです。誤解のないようにしてほしいのですが、もちろん脳ＭＲＩなどの検査で身体の病気をたくさん否定した上でこういった転換症を認識します。

ほかにも、声が出なくなったというのもそうです。失語（症）という言葉も本来高度な専門医学用語ですが、一般の人でも通じてしまう概念ですよね。

また、なんだか具合が悪くなっているうちに、両手が動かせなくなってしまったとかもそうです。物を握ろうとしてもすぐ落としてしまうなんてことを、診察室で医者の目の前で見せて教えてくれる人もいます（そんな人に限って診察が終わると、パっと自分のバッグを軽々持ち上げて帰っていかれます……）。

つらいことがあって苦しんでいるうちに、片方の足が動かなくなってしまった、というのも転換症状であることがあります。くどいですが、きちんと診察して、画像検査などを駆使して、その結果いま知られている病気を軒並み否定した後に、転換症状であると判断するわけです。

✹シャムズの本質的なメカニズム＝精神的加重

ここで精神的加重についての用語説明をあらためてまとめましょう。

身体疾患があると、転換性の症状が出現しやすくなる。そのメカニズムは、身体疾患があると、軽微な認知機能障害や意識の低下を生じ、それによって通常であれば適応できていたイベントに対応できずに、転換症状を引き起こす、というもの。

これを、**からだの病気のせいで、脳の具合が悪くなっていろんなことが立ち行かなくなり、別のおかしな症状に置き換わってしまう**、と大まかに読み取れるようになったら十分合格です。

私は最初に、シャムズの病態（病気の本態、メカニズム）は精神的加重だと言いました。つまり、いま精神的加重の説明はし終わったので、これにてシャムズの説明は終わりです。

難しいと感じたなら、それでも大丈夫です。ところどころ、フワっとだけわかった、というような感じでも、後のことを読み進めることはできます。ただ、しっかりわかったなら、もっともっと理解できるようになると思います！

最後に一応「釘さし」をしますね。今回シャムズの用語説明に際して「精神科」っぽいことにたくさん触れました。そうすると、「あなたは精神科医ではないですね」とか「専門外なのに」と言いたくなる人が出てきます。そういう人へおすすめなのは、深呼吸してお外へ散歩に出ることですが、一応説明をしておきます。

この本は、読者対象を一般の人に考えています。すると、相対的には私は一般人からしたらすごく専門家なんです。字面だけで揚げ足を取るのはやめて、ちょっと俯瞰してみてみましょう。できないなら深呼吸してお散歩へ。

あと一つ。幸い私には、すごくたくさんの、そして魅力的な精神科医たちが周りにいます。

精神科医は引っ込み思案の人も多い（よい先生ほどその傾向あり）です。ですから、みかけは私一人で発信しているようにみえますが、過去も現在も、かなり多くのたくさんの精神科医の教えを受けつつ、それも元にして私自身の血肉にして今の私があります。私とつながりのある精神科の先生、いつもどうもありがとうございます。

診察室からのアドバイス 1

「手を洗うということ」

どうやら、私たち医療者が「とにかく手を洗いなさい」というのが、みなさんに正確に伝わっていないようです。

私たちは、手洗いを「一行為ごと」にやっているんです。

たとえば、直前までリビングで普通に過ごしていて、何か飲み物を飲もうと思ったときのことを考えましょう。

キッチンにいき、コップを取り出して用意して飲みますが、そもそもコップなどの容器を取り出す前に手洗いです。

そのほか、歯磨きをする前にも念のため手洗いです。出勤や登校して、到着したら手洗いです。いちごをつまんだりみかんを食べたり前にも手洗いです。

とにかく頻繁に手を洗う、というのが私たちのいう「手を洗いましょう」なんです。(トイレの後を除けば)一日二回くらいだった手洗いを、四回くらいにするのを「手洗い励行」と思ったら大間違いです。

一日に頻繁にするのが手洗いです。四回くらいじゃ少ないです。出先で、おにぎりやサンドイッチやポップコーンなどを食べる前も手洗いです。とにかくその都度します。

こういうのは、私たち医療者はコロナが流行するはるかに前からやっていることです。

第3章 いつもと違うこと（シャムズ）を見抜けるのはあなた

ここまでで、シャムズが人の具合の悪さのことを言っているものの、病気そのものを指しているのではないことがわかっていただけたと思います。

その上でいよいよ「対処法」を話していきたいのですが、この期に及んでも、「私にはシャムズかどうかはわからない」「シャムズっぽければ、病院に連れて行けばいいんですね？」などと思っていると思います。私には透けて見えます。

そうではありません。

医者じゃないんです。シャムズかどうかを見分けるのは。

当然、精神科医でもありません。誰でもできるのです。

これは「必勝法」的な意味で言っているのではありません。シャムズの定義らしいことを述べた内容を思い出してください。シャムズは、周りの人から見ていつもと違う発言や行動をするようになることをいうのですから、**「周りの人」が判断すること**なのです。

✹シャムズかも？　と思うのは医者ではない

これでもなお、「いや、私にはそういう専門的な判断はできない」と言うでしょう、きっと。

そうではありません。

いいでしょう、たとえばその人が診察室に来たとします。病院に来慣れていない方はわからないかもしれませんが、診察室の中の患者さんには「社会性」があります。お互いが比較的丁寧な挨拶をして診察がはじまりますし、医者に対してものすごく深刻でディープ悩み事を打ち明けたりしませんよね。

程よいよそよそしさの中で、症状のことなどを対話して、そのことを淡々と扱っていくのが普通です。つまり、**医者を前にした患者さんの姿というのは、本来のいつものの自然なその人ではない**のです。

医者の前ではうまく自分の症状を伝えられない、という人がいますね。それもまさにそうで、私としても診察室での患者さんが、その患者さんのいつものその人のままとは思っていないわけです。

そりゃそうですよ、診察室は家ではないのです。

ここで、私がごく近い周りの人にすら普段しない話をします。いや、人に言うのははじめての話かもしれないことを今ここで言います。

私はＺＡＲＤという音楽グループの坂井泉水さんという人のことが、昔からずっと好きでした。坂井さんは二〇〇七年五月二七日、再発したがんの治療中、不慮の事故によって四〇歳で亡くなったのですが、あまりの悲痛にいろいろな心のフェーズを通り越して、滅入るとかつらいとか悲しいとか人に言うとか、そういうことを一切内に秘めて今日まで生きてきました。実に十三年も、ということになります。

たとえば、こういう個人的につらい出来事は、そうそう口に出して言えないものなのです。当時は、私はまだまだ臨床医として毎日研鑽を積んでいる真っ最中でしたし、彼女の死と向かい合うほどの時間もありませんでした。ずっとそれに触れずに向き合わずにここまで来ました。

その坂井泉水さんの作詞した曲で「Don't you see!」という曲があります。その歌い出しには、

友達に手紙を書くときみたいに
スラスラ言葉が出てくればいいのに

というフレーズがあります。まあ、この詩の視線にあるのは「好きな人」ではあるんですが、要するにシャムズに気づけるのは**普段のありのままを見せている相手**なのです。

「普段の」＋「ありのまま」を見せる場所はどこでもいいです。家庭内でのありのまま、職場でのありのまま、気のおけない仲間の中でのありのまま、恋人同士でのありのまま。どこでもいいし、それぞれ互いに同じでなくてもいいのです。いるコミュニティ、付き合う相手によって、自分のキャラが違う人なんてよくいますよね。

同じその場所にいて、いつもの姿を見ている周りの人こそが、いつものその人との違いに気づけるのです。医者の場合は、「いつもの診察室での様子」としか比べようがありません。診察室での患者さんという人間は、その人間のごくごく一部を医者に見せているだけですよね。

「あれ？　いつもの○○さんじゃなくない？」こんなふうに思えるのは、その人の普段を知る人だけです。

いつもと違うこと（シャムズ）を見抜けるのはあなたです。

あの人に声をかけるのはあなたなのです。

✹ みてもらいたいのは、発言や行動の「質の変化」

では、これをわかっていただけたという上で、少し説明を追加します。「いつもと違う」の捉えかたです。

これは、感覚的に行います。検査や客観評価法があるわけではありません。実は新型コロナウイルス感染症関連ではない普段の診療でも、多くの医師は感覚や印象を大いに駆使して判断しています。ですから、みなさんはなおさらフィーリングで構いません。

次にみてもらいたいのは、一部は繰り返しになりますが、**発言や行動の質の変化**です。

○平素言っていたことと違うことを言い出した。
○普段ならおよそやらないようなことをやり出した。

このあたりのことを、感覚で捉えてください。

こういったことがコロナ禍になってから起こったのであれば、シャムズです。

ちょっと敏感な人は、「あれ、さっき転換症状って言ったのに」と思われるかもしれません。鋭いですね。

狭義（＝狭い意味での）あるいは本来の転換症の意味は、神経解剖学から考えて合理的な神経学的異常がみられず、MRIなどの画像検査でも異常がなく、繰り返しの医師の検討によっても原因のよくわからない、手足が動かない、声を出せない、身体が勝手にふるえる、けいれんが起きるといった身体機能の不全あるいは異常のことをいいます。

まぁそうなのですけれど、厳密に考えないでください、とも私は言ったつもりです。私は今回、この転換症状を少しメタに捉え、およそ**非合理で了解がしにくい「変化全般」**をいっているのです。

✹「そりゃそうだよね」と思えるか

この「了解しにくい」という言葉について説明しましょう。

これは、医師が使うなら「了解不能」という言い方になるでしょう。どの科の医者も使うはずです。

私が興味深くこの言葉を使うときは、ある症状が「心因から来ているのか、身体のことから来ているのか」という場面です。

専門的な医療現場での話、臨床的な場面のことをお話しすることになりますが、少し聞いてください。

急にわけのわからない発言をして涙を出しながら自分の身体の違和感を強く言いはじめて、突如救急外来を受診した人がいたとします。

このとき、この人がわりといつも「何かと、急にわけのわからない発言をして涙を出しながら」慌てる人だ、というのがわかっているのであれば、それは了解可能といいます。要するに「まぁ、そりゃそうですよね」みたいな感覚です。

ではこのとき、「この人はわりといつもそうだ」と判断するのは誰でしょうか。これはどんな名医であっても、**初診の医者では絶対に無理**です。この世に絶対はありませんが、無理です。これは、周りの人にしかわかりません。

これに続いて、もっと微妙な場合を考えましょう。

「この人はわりといつもそうだ」とまではいえず、「まあちょっと何かと不安がったりすることはあっても、そこまでは」くらいの評判だったとします。

この場合は、「急にわけのわからない発言をして涙を出しながら自分の身体の違和感を強く言いはじめて、突如救急外来を受診」したというのは、これだけの情報だと少しおかしいというか、「行き過ぎ」ですよね。

ちょっと頭が変になっちゃったかも、と思うかもしれません。どうしたんだろう？　ということになります。人によっては、やっぱり精神的におかしくなってしまったのでは、と思うことでしょう。

この場面では、一般の人がどうという話ではなく、臨床医の間でも対処が二分してしまうかもしれません。そこで医学書の書き手かつ臨床医、そして判断を飯の種にしている私が教育的に述べます（なんだ急に）。この場合は、「精神的におかしくなってしまったように見えたらまず、身体のことから来ていると考えるようにする」これが正解です。

これは「患者に寄り添う」とかそういう話ではまったくありません。そうではなく、「頭がおかしくなっちゃったように見える」患者さんの訴えに対して、単に少し忠実になってみようね、というやや機械的な話です。

「体の違和感」を訴えているのですから、「胴体」に対する検査、つまり胸部レントゲン検査や心電図検査、そしてざっくりと状況を把握するための血液検査、こういうものからはじめてみるとよいのです。

実際に行い、そして結果が出ました。胸部レントゲンで、思いっきり大きな肺炎がありました。血液検査でも炎症の数値と筋肉や肝臓由来の数値が上がっていました。つまりこの人は、

まあ元々ちょっと何かと不安がったりする人。
←
そんな人が肺炎になった。
←
それによって精神的加重がかかった。
←

（「寒気がしてそのあと熱が出て、高熱が下がらず咳と息苦しさが出て来ました」と理路整然と誰にもうまく言えず、その代わりに）

←

急にわけのわからない発言をして涙を出し、

←

慌てて救急外来を受診するという行動を選んだ。

……という流れなのです。すべては何のせいですか？　そう、**肺炎のせいなのです。**

救急外来では、「急にわけのわからない発言をして涙を出して、慌てて救急外来を受診した」という部分しか切り取られず、胸部レントゲンなども撮られず、ハァハァと苦しがっているので過換気症候群かな、などという浅はかな見立てのまま現場が進行してしまう恐れがあるのです。

✹ 肺炎のせいで精神症状っぽさが出る、ということ

ではここで言いたいことを、総括的に述べます。

まず肺炎という身体の病気にかかってしまったことで精神的加重がかかります。そのために「急にわけのわからない発言をして涙を出して、慌てて救急外来を受診した」という一見精神疾患にでもなったのでは、と思える言動が出ます。これは「紛らわしい」とかではなく、実際に「精神科医でも呼ぼうか」という雰囲気が現場に漂います。こうなりがちだということです。

ポイントの一つは、**精神的加重というのは、身体の病気が脳機能**（精神面としておきましょう）**に対してなす作用**のことだということです。

二つ目は、一つ目の言い方を変えて言っているだけですが、その**精神面の変調は別に精神疾患から来ているわけではない**ということです。

最後三つ目は、その現場で問題視され、表面上目立っているのは、その「精神でもおかしくなったのでは」「精神科医でも呼んでおこうか」と思えた症状であって、**本当に原因になっている身体疾患は隠れる、**ということです。

つまりさきほどの例では、本当の原因になっていた身体疾患は肺炎でした。しかしそれがわかったのは後からで、しかも検査したからであって、最初問題にしたのは「急にわけのわからない発言をして涙を出して、慌てて救急外来を受診した」ことでした。

実際にはこの患者さんは肺炎と診断され、それを告げて外来で治療がはじまり、家に帰った後も抗生物質をちゃんと飲んで回復しました。翌週に一般外来で会ったときにはまったく普通のことを述べる普通の人でした。

肺炎という身体問題が精神的加重となり、妙な精神症状めいた表現になったというわけです。信じられないかもしれないですが、これは特例・異例ではなく「よくあること」です。

✹それはあくまで表現型

ちょっと発展的な用語を紹介します。パッと見ではわからないけれど、実際にその人の中で起きていることや内在する病態に対して、表面上、医者を含めた周りの人が他覚的に捉えられる症候のことを、「表現型」と呼びます。

それらしく言ってしまいましたが、実はここでいう「表現型」というのは「現場用語」であって本来は遺伝学用語です。それが、なんというか臨床の業界用語にもなってしまっているのです（それなのに『それは表現型という言葉の誤用である』などと言わないでくださいね）。

臨床家は、患者さんの発言や症状をまずはみるほかないから、いつも（特に診療の最初は）患者さんの「表現型」をみることになります（『用語定義警察』の人は、退散して深呼吸してお散歩ですよ）。

表現で類推して、中でいったい何が起きているのか、と考えることが臨床診断の真髄です。しかしこのとき、表現型のうちその瞬間・一場面のことだけを切り取って「精神疾患にみえる」と考えてしまうと、中で何が起きているかの類推は「精神がおかしいに違いない」などとなり、思考や推論が閉じてしまいます。こうなると、患者さんの中で本当に起きていることを知ることができません。

したがって一時点の表現型だけをみずに、「こんな急におかしくなっちゃったのだから、よほどのことなんだな」と思い馳せることが大事で、そのときに大いに参考にするのが、**普段と今のバランスが取れるか**なのです。

周りの人から見て、普段はこんな人。

医者から見て、今起きていることは（医学的に）こんなこと。

そのバランスをとって、まあそりゃそうだよなと思うか、いやそれはおかしいと思うかが大切なのです。

こういう「微妙な」事例であっても、医者だけでは判断できないのです。医者と周りの人の、半々の協力が必要だった事例を今回は示しましたが、とにかく「具合が悪くなった人」に対して周りの人ができることはたくさんあるし、身近な人にしかできないこともしっかりあるのです。

いつもと違うこと（シャムズ）を見抜けるのはあなた、あの人に声をかけるのはあなた、なのです。

第4章

あの人に声をかけるのはあなた

新型コロナウイルスの感染力に、何だかみなさん恐れをなしていますね？

まあ、そうなんでしょうね。世界中、日本中でこんなに感染者がいるわけですから。

私は病院で外来をほぼ毎日しているわけですが、コロナの世の中になってからというもの、みんな具合が悪いです。定期的に私のところへ来る患者さんの場合をみても、発言内容や様子から、「変わらないなあ」と私が思う人は多くはないです。でもいるにはいます。

しかし、初診の患者さんなどを含めると、全体としてはほとんどの人が、**コロナのせいで具合が悪い**です。当然のことながら、この人たちは皆、コロナに感染しているとはいえない人たちです。「コロナのことが心配」なだけです。

✹「不安」の効能

ところでなぜこんなに不安な人が多いのでしょうか。

これはごく自然な仮説で、特にこれを掘り下げなくていいと確信しているのではっきり言ってしまいますが、**シャムズの「種」は、不安から生まれる**のだと思います。

不安というのはごく自然な感覚です。試験前に合格するだろうかと思うのは不安、手術を受ける前に感じるのも不安、新しい職場にはじめて出勤する前に感じるのも不安です。

もっと言えば、帰宅途中、暗い夜道であたりに知人がいないけれど安全に帰れるだろうかというのも不安、すごくお腹が痛いけれどほっておいて大丈夫だろうかというのも不安だし、あるいはドライブをしていたら全然知らない辺鄙なところへ来てしまい、ガソリンも残り少なくなってきたらとても不安になることでしょう。

これらの見方を変えると、不安というのは私たちの身を守ってくれているともいえます。暗い夜道が不安なのであれば、ルートを変えて明るい道を選んだり近くてもタクシーを拾ったりできます。お腹が痛くて不安なら病院に行くという行動をとって、病気が見つかってことなきを得るかもしれない。

もし不安がなかったら、最後の例では、ガソリンはやがて尽き、どうしようもない場所で立ち往生してしまうかもしれません。不安があるからこそ、まずいぞと思って行き先を大きく変えてガソリンスタンドを目指すわけです。

ここで確認してほしいのは、**不安とそれに対する行動**です。この行動を**適応行動**といいます。大げさにいえば、生存するために状況に合わせて行動することです。

もしこの行動が有効だった、あるいは杞憂に終わったとしても、結果的にはこの不安は生存に有利に働いたということになります。つまり、不安があったからこそ、うまくいったのです。ここで言いたいのは、不安は別に悪いことではないということです。むしろ健全な不安は必要ともいえます。

✹不安の伝播を可視化する

私が問題視しているのは、不安にやられてしまっている人たちのことです。うまく付き合えば実に健全なものであるのに、です。**不安という種があったとしても、それがうまく発芽しないならばよい**、と考えてほしいです。不安の種が順調に発芽して育ってしまって花開いてしまう、ということがないようにしたいと思うわけです。

一方、きわめて重い懸念が私にはあります。それは**不安というものの著しい伝**

播力です。

コロナウイルスが世界的に流行している最中で、ウイルスに例えるのはどうかと思い、あえて「感染力」という言葉は使っていませんが、まさに凶悪なウイルスかのように伝染しているのがこの不安です。

私が外来診療で感じているのは、「ほとんど」の人が、程度に差こそあれコロナへの不安にやられているということです。一方で、コロナウイルスに感染している人の人数はとてもとても少ないです。

すみません、研究をしているわけでもないし、集計をしたわけでもないのですが、あえてその「ほとんど」というのを可視化してみます。

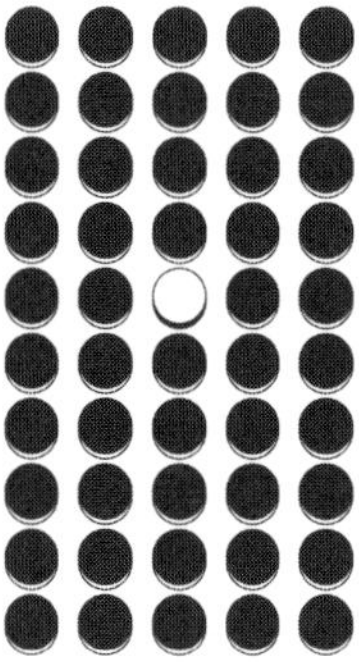

こんな感じかなと思いました。これを数えると、「コロナで不安だ」の人は●で49人、「コロナ禍となっても全くいつも通りで変わった様子がない」の人は○で1人。

私はこれくらいの頻度に感じています。この通りだとすると50分の1、つまり2%くらいという印象なのです。

これは病院にやってくる人のサンプリングですから、もう少し手加減するとしても、

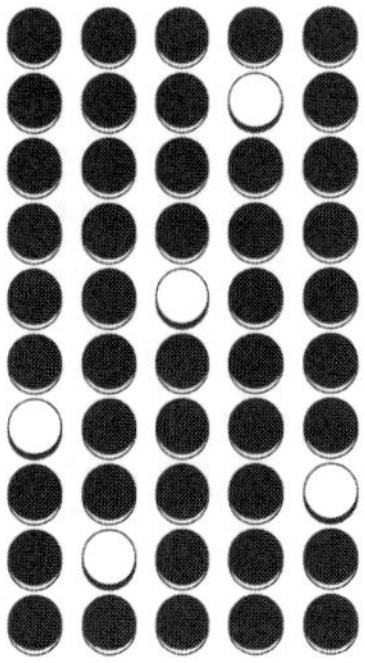

こういう感じなのかなと思います。つまり「コロナ禍となっても全くいつも通りで変わった様子がない」の人は10人に1人。本音ではもっと●が多いかなという実感ですが、一応こうしておきます。

さあ、この50人のサンプルを、各自治体・コミュニティに当てはめると●がとんでもない数であることがわかると思います。

たとえば東京都八王子市の人口が57万人だとすると、○は5・7万人で、不安な●は51万3千人もいることになります。

50万ですよ？　これがもしウイルス感染者だとしたら、この世の終わりです。私は不安というのはとんでもない伝播力であるような気がしています。

さてこんな伝播力の強い「不安」ですが、一体何がこの伝播力を支えているのでしょうか。そのメカニズムは何なんでしょうか。逆に、伝播を抑える要素みたいなものはあるのでしょうか。

✸シャムズの種は、情報から生まれる

ここで極論による仮想実験を行います。

世の中と一切隔絶した人のことを考えます。テレビもネットも携帯電話もない、新聞も買わない、近所づきあいもない、家族もいない、外出もほぼしない（したとしても人としゃべらない）、そんなコロナのコの字も知らない人がいたとします。

こういう人がいたら、その人は「三密」（集団感染が発生するリスクが高い密閉、密集、密接の三要素）という概念を一切知らないことになりますが、結果的に「三密」を避けられていますね。

ましてソーシャルディスタンス（社会的距離・人的接触距離の確保）など、元々とっています。というか、ソーシャルがないのですから、問題になることすらありません。

人・情報を含めた社会というものからの作用もなければ、その人から社会への反作用も（元々）ないわけですから、コロナへの不安も何もありません。シャムズも何も、何にもないのです。

でも、こういう人が、ちょっとかっこいいと思ってしまうのは私だけでしょうか。なんというか、すごくインディペンデントですよね。人や物に頼らず、独立心が強いという意味の英語の形容詞です。

この人はまったく不安からシャムズになっていません。そのことから、**シャムズが成立する前提として、「情報を得ている」という要素がある**と推定できそうです（これはキーワードとして心に留めておいてください）。

すると、シャムズの種が「不安」からはじまるとして、人々のそうした「不安」を生み出すのは、社会と接することで生じるということ、そしてそれは情報の媒介物としてのmedia（いわゆるメディア）を介して伝播していっているということ、が考えられます。怖いですよね。

✸ ◯の人はキーパーソン

いま「仮想実験」で考えた、社会から完全に隔絶した人のようにできる方は現実的にはいないと思います。

考えたくはないですが、そうした人と真逆の人のことを考えてみると、ディペンデントな人が不安に潰れやすい、ひいてはシャムズになりやすい、のかもしれません（これはそれぞれの個体の性質が全部均一だとした場合の話です）。ディペンデントというのは、人や物など周囲の環境に頼って依存しているという英語の形容詞です。

こうした人へのメッセージもなくはないですが、もともと、どうあってもインディペンデントな人、つまり○の人にここでも頼っていくのだとします。

私の考えでは、**○の人は、周囲の●の人の不安を和らげる効果がある**と思っています。実際にはグレーとか白黒市松模様とかもあるのでしょうが、すごい勢いで伝わってしまった不安によって、●だらけになった状態から、今さら情報を遮断しきるのは難しいのです。

ではその場合どうするかの話です。その場合は、この○の人が鍵となります。

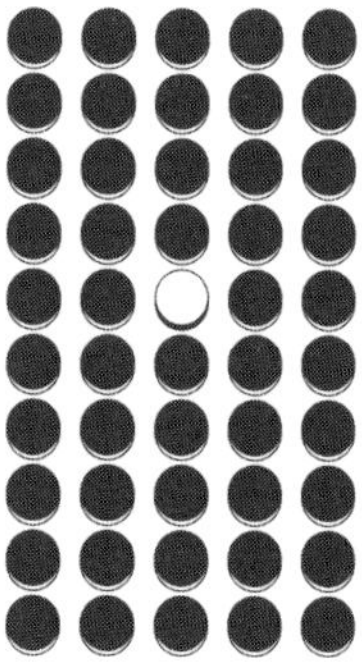

これが、◯の人のおかげで、

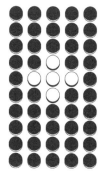

このようになったりするわけです。

ただ今回○に変わった人は、ちょっと時間が経つときっとすぐまた●になっちゃいますから、どんどん○の人が動いて●を○にしていかねばなりません。

しかしですよ。○の人は実は普通の人が多いです。○の人も普通に三密を避け、外出を控えていますから、どんどん動くというわけにはいきません。

するとこの「●を○にするゲーム」を攻略するためには、次の二つのことが同時に成立するよう努力しないといけません。

一つは、**○の人のことがもっと広がっていけばいい。**

もう一つは●の人が、一度○になったり薄い灰色になったりしたら、その色から**また●に戻らないような努力をすればいい。**

この二つだと思います。この二つを成立させるための具体的方法については、これからお示ししていきます。安心してください。

✸個々の性質の違い

私は、ここまでは●や◯など、元々の性質については一人一人同じものだとして語ってきましたが、**実際の人間では個々で性質が違う**という点をここで指摘したいと思います。

つまり、同じ情報量でも◯から●に容易になりやすいタイプ、●から◯になったとしてもまたすぐ●に戻ってしまいやすいタイプ、自分の●という属性を周囲に巻き込んでひどく●にさせやすいタイプ、●になったらもう変わらないタイプ、など色々あって均一ではないのです。

一方、少数派ではありますが◯だってそうなのです。適切な情報で●から◯に容易になれるタイプ、◯から●になったとしてもまたすぐ◯に戻れるタイプ、自分の◯という属性を人に伝播させる影響力があり、周囲の人を◯にさせることができるタイプ、一度○になったらもう●には戻りにくいタイプ、などです。

ちょっと希望が持てますよね。

シャムズの終末像

ここで一つ言っておきたいことがあります。これはちょっと嫌な話です。

現実の社会は、確かに●が多くなってしまいました。しかし私はこの不安の伝播を、今からでも止めたほうがいいと強く思っています。

というのも、色々なタイプがあると言いましたが、たとえ最初は○だったとしても、繰り返し不安にさらされたからなのか「●になったらもう変わらないタイプ」に変質してしまい、●は●でも「漆黒の●」になってしまう、そんな人がいるのです。これを私は「ハイリスクの●」と呼んでいます。

「ハイリスクの●」の人は、要するに**自殺リスクが高い**と思います。つまり、シャムズが認識されないまま、ずっと強いシャムズ状態であり続けてしまい、やがて内的な変質が強くなる。

そして、最終的にはいわゆるうつ病となり、たとえば「自分はコロナにかかっていて人に迷惑をかけているかもしれない、死ぬしかない」などの心気妄想に駆られる可能性も出てくるのです。

心気妄想は、(シャムズとは違い) ガチガチの専門用語です。実際にはそうではないのに、自分が治らない重い病気にかかっていると固く思い込んでしまうという妄想のことをいいます。つまり、健康上の自分の程度や価値を、実際よりも低く信じ込んでしまう妄想です。

人間は誰でもときに、一つや二つ体調不良があるものです。必要以上にそのことを気にすることで不安が募らせ、それをそのままにしていると、そうした実際にはない「重い病気にかかっているのではないか」という考えにとらわれてしまうようになっていきます。これはうつ病の人にみられる悪い状態ですが、これは非常に緊急性があります。自殺リスクが高いのです。

これらの記述を「コロナ」で当てはめて書き直してみると、次のようになります。

実際にはコロナにかかっていないのに、COVID―19という重症化すると死亡率が高い感染症にかかっていると固く思い込んでしまうという妄想（実際には重症化率は低い）。

人間誰でも体調不良になったり風邪をひいたりするものですし、風邪にひくと嫌だなあとか不安になったりするものですが、必要以上にコロナのことを気にしていることで不安が募り、それをそのままにしていると、実際にはない「コロナにかかっているのではないか」という考えにとらわれてしまうようになっていきます。

どうでしょうか。これはもちろんある種の「終末像」だとしても、シャムズのひどく行き着いた先だと想像すれば、よくあるシャムズとひと続きの状態だと思いませんか。私は**一部の人たちはこれと今も「紙一重」**だと思っています。

そうすると私の願いは、**自殺のリスクになる性質を元々もつ人を「漆黒の●」にしないこと**、に尽きます。元々の性質は変えることはできませんが、不安の伝播を防ぎ、こういうハイリスクな人に不安を届かせないようにすること、あるいは伝播したとしても繰り返し●にさせないようにすること。こういうことならできるはずなのです。

✸声をかけよう

そこでみなさんにしてほしいことは一つです。

不安の伝播を防ぐために、人知れず●になってしまっている人に声をかけてほしいのです。「そんなことはわからない」と言うかも知れません。それでいいんです。●か○かなんてわからなくても、みなさん全員が、**みなさんの周囲の人に**

声をかければいいのです。

この「声かけ」は、●の人を見つけやすく、また●の人を癒して◯にする効果があります。実に簡単でコストパフォーマンスのよい方法です。●の人でもできます。

もう一つあります。根っからの◯の人、どうあっても◯の人を見つけて、そういう人と中心にお付き合いすることです。なんせ◯の人は周囲も白色に変える力がありますからね。

少しまとめます。

コロナウイルスに対する不安からはじまって、それが続くうちに精神的加重となり、変質が起こっていつもと違う状態になることがシャムズだとすれば、**シャムズを認識した時点でその人はすでに不安に繰り返しさらされていると**考えられます。なので、**シャムズかなと思ったその時点で声かけ**です。ただそれだけが、事の出発点です。

そこで声をかけられないと、その人はずっと不安が募り続け、やがてうつ病のハイリスク患者となってしまうかも知れません。

「不自然に元気」は注意

いやいや、みていれば具合の悪そうな人なんてすぐにわかると言うかもしれません。

すみませんがそれは甘く、そんなことはないと言わざるを得ません。何が問題かといえば、シャムズから一歩二歩はみ出たような人の中には、外からみると「元気で、うまくいっているようにみえる」人もいるからなのです。

つまり**本当はシャムズっているのに、やたらと元気で過活動になっているような人たち**です。

たとえばこういう人です。

普段は特に社会貢献などとは無縁で自分や自分の関心事にしか興味を持たなかったのに、そして元々とても活動的な人であったもののコロナ禍にあって急に行動の内容が変わってしまい「コロナで困っている人を助けよう！」などと言い出して、特設サイトとクラウドファンディングを募る団体を突如立ち上げる、そういう種類の変化をみせるような人です（念を押しますが、たとえばです）。

これはパッと見は本当にある意味健全で元気でしょう。なんかまあ、普段のその人を知らない方からみたら素晴らしいことをしているなあと思えます。

しかし普段のその人を知る方、周りの人からみて、「え、そんなようなことをする人だっけ」と**平素していることと今していることとのバランス**が取りづらく了解しにくいようなとき、これは明らかにシャムズです。しかも、ちょうどこういう「活動的なシャムズ」というのは非常にたちが悪いと私は予想しています。

理由は消耗が大きいということと、事がうまくいかなくなった時の反動もまた「活動的だ」ということが予想されるからです（それまでの思考や行動の内容が真反対に振れる、など）。なんだか、なりを潜めたなと思ったら、誰も予想しなかった形で急に自殺を遂げたりします。心配しすぎでしょうか。

✹ 不安で当たり前 ↓ 声をかけよう

この例を振り返ると、何がいけなかったでしょうか。少し考えてみましょう。私はシャムズを病気であるとか、いけないもの・消すべきものであるとは、これまで一言もいっていません。

このコロナ禍にあって不安になるというのはむしろ当たり前・健全であり、むしろ不安になっていないほうが怪しいと考えるべきなのです。

もちろん天性の「大丈夫」な人もいます。しかし、ほとんどの人がどよーんと暗くなるのが当たり前の中で、その人だけ、しかもその人らしくなく活動的であるのは明らかにおかしいと考えるべきなのです。「元気そうだ」という見立てがまず間違っているのです。

そんなの見かけからわからないならどうしようもない？　違いますね。そう考えるのではなく、**見かけからはわからないからこそ、やたらめったら声かけをすべき**なのです。しかしそれを私一人がみなさん全員にするわけにはいきません。だからみなさんにお願いしているのです。

私のお願いは、難しいことですか？　実行不可能ですか？　そんなことは絶対にないはずです。自分とつながりのある近くの周りの人に、ごく普通の声かけをして会話をしてほしいだけです。

そこでの会話は、医者が診察室でやるような技術的なことではありません。雑談です。むしろ**雑談のほうがいい**のです。

きっとできますよね。あの人に声をかけるのはあなた、なのです。

診察室からのアドバイス

2

「大丈夫な場所」

「自粛」「ステイホーム」に関しても、一部の人には誤解があるようです。誤解というか、過剰に恐れすぎているという話をします。

私が外来で患者さんに、安全な場所かどうか判断する方法についてこう伝えています。それは線香を焚いたときに、煙がファーっと流れそうなところは大丈夫です、と教えています。

一般のみなさんの多くは、「ありとあらゆるその辺の空気中をコロナウイルスが漂っている」と誤解しています。というか思い込んでいます。

コロナウイルスは、病院の中で医療者がする処置に際してとか、よほどの例外がなければ、空気中をそこらじゅうに漂うなんてことはありません。線香の煙がファーと流れるくらい空気が動いているところでは、接近さえ避けていれば問題ありません。

たとえば、屋外でのお散歩です。途中でどこかに立ち寄るとかでなければ、ぐるっとその辺や公園などを歩いて帰ってくる、みたいな行為にリスクは見当たりません。

お線香を持ちながら歩くのを想像してみてください。動いていれば、煙が滞って自分の周りに纏わりつくなんてことはありませんよね。勢いよく煙が流れていってしまいます。屋外で、もし感染者と横をすれ違ったとしても、お互いが歩いていてすれ違ったくらいではうつりません。

コロナの世の中でも、植物や気候は、変わらず私たちを見守ってくれています。四季折々の変化を、お散歩の折に眺めに行ってみてください。足腰もなまっているでしょうから。

第5章 で、何をすればいいか

この章はおそらく、みなさんが一番知りたい情報について書かれた内容になります。一体どうすればいいか、という話です。まずはちょうど一つ前の章に関連することです。記憶が新しいうちにやっていきましょう！

前章では、私はとにかく「声をかけろ」と言いました。正直これがすべてなのですが、まずこのことについて説明します。

まず声をかける相手ですが、これは選ぶ必要がありません。

繰り返しになりますが、「**シャムズっぽい人**」**をみなさんが選んで声をかける必要はありません**。そして、具合がよさそう・元気そうだからといって声かけの相手から外さないことも大事です。

そこで、ひとまずは要点だけ次にまとめておきます。これでせっかちさんも安心ですね。

声をかける相手

○周りの人全員
○選ばないことが大事
○元気そうな人でも話しかける
○動物や植物でもオッケー
○話す相手は自分自身でもオッケー（独り言）

しゃべる内容

○なんでもオッケー
○禁止事項ほぼなし
○できればくだらない内容がいい

○会わなくてオッケー
○文字でもオッケー

✹声をかける意味

前章で私は、シャムズの種は「不安」からはじまり、人々のそうした「不安」を生み出すのは社会と接することで生じる、ということを述べました。

これを切り取って曲解すると、では社会とあまり接さずに生活している一人暮らしの人は不安にならないのか、という話になります。結論から言うと、**一人暮らしの人はこのコロナな世の中で具合を悪くしやすい**ようです。その理由を考えてみます。

まず、一人暮らしというのは「静か」なものです。国道を走る車の音があるじゃないかと思われるかもしれませんが、私も一人暮らしをかなり長い間したことがあるのでわかります。独居の独特な静かな感じは、不安を発生はさせませんが、不安を増幅する効果はあるように思います。

他方、誰かと住んでいる場合は、もしいろいろあって特にいつも一緒に話したり行動したりするような家族ではないとしても、その家族が出す生活音が聞こえてきます。しかも家族ですからその音は「いつもの音」であり、気になりません。もうなんなら音じゃなくてもいい。気配でもいいわけです。動物でも植物でもいいのです。

要するに、人間という動物は多くの時間を屋内で過ごすことを選ぶようになったせいか、音で室内空間を埋めたいのかもしれません。騒音は嫌いなくせに、静かなのも落ち着かない。なんてデリケートな生き物なんだろうと思います。

✹テレビはわかりやす過ぎる

さてここで問題なのは、この「音」に関して、生活環境の中に音をつくろうとしたときにテレビを選んでしまった場合です。実は**テレビの場合、不安増幅という副作用が大きく出てしまう**のです。

テレビの何がいけないか。映像だからです。確かに音は出ていて、「見ないけど、音だけ出している」という人もいることは知っています。

しかしテレビは、その作り手がなるべく映像を見るように計算して作り込んでいるものなのです。ですから、音だけにしていても、結局は画面を見てしまいます。そして一度見ると、脳の認識の先が内容に向かいます。

はい、これで終了です。あとは取り入れたくもない情報がどんどん入っていきます。しかも映像もあるので理解倍増です。

「イタリアでコロナによる死者ウン万人」「ニューヨークからの医師の叫び」「PCR検査をやらないとまずい」「二十代の男性のコロナの死亡例」「本日の新規陽性者数一五〇！」など、どんどんみなさんが知らなくてもいい情報が入ってきますね。数字に弱い人が数字を聞いても、解釈できないから不安になるだけです。情報に食らいつくのをやめましょう。

一人暮らしといえば、学生や若い労働者がするイメージでしょうか。医療の世界にいると、そうは思えなくなります。**一人暮らしといえば、高齢者**なのです。一人でないとしても、高齢者夫婦の二人暮らしはとても多いです。

私が外来で患者さんに「家で何か音を出しているか」というような話を聞くと、特に高齢者のみなさんの答えは決まってテレビです。とにかくテレビです。

高齢者のシャムズ

コロナ不安によって、高齢者がところどころ体の不調を訴えて病院をたくさん受診しはじめています。ここで高齢者の問題について説明します。

高齢者のシャムズは、シャムズかどうかも認識されにくい点が怖いです。シャムズかどうかの重要な判別点は、

○平素と違ってその人らしくない発言や行動が目立ち、
○コロナ不安が鬱積して、何か別の症状に転換する。

というものでした（復習です）。

高齢者では、そもそも平素のことを知らないし、普段からそんなしゃべらないし、活動的でもないという傾向があります。しかも、「何か別の症状に転換する」のその症状自体が漠然としてわかりにくいことが多いのです。ということで**高齢者のシャムズは認識されにくい**のです。よって、シャムズを悪くしやすい世代であると認識してよいと思います。

このことは、高齢ではない世代にとっては、極論として参考になると思います。


さて、ここまでで、なんとなく、あくまでなんとなく、見えてきたものがありませんか？

私がシャムズの種と呼んでいる「不安」というものは「会話の不足」からきて

おり、その対策の心がけは「相手を選ばないこと」で、具体的には「とにかくしゃべる・声をかけること」に尽きるのです。

雑談的会話が足りていない

私はコロナ禍の前から、特に大きな病気がないのに体調が悪い、いろんな症状がある、というような患者さんをたくさん診続けていました。その人たちの**共通点は「会話が少ない」こと**だと思っています。堂々と言いましたが、エビデンスはありません。ただ、そうだと思います（説明になってない）。

診察室では私としゃべるから、なんだか安心されている様子です。きっとこの人はこの診察室で一番会話しているんだろうなと思える人がたくさんいます。

雑談をしましょう。

ちょっと暗い（？）話ですが、私の青春の一部はインターネットチャットでした。要するに**実際に会ったり、直接電話したりという会話でなくてもいい**ということが言いたいのです。

つまり今ではSNSです。使い方や、内容まで指定するつもりはありません。Facebookの「メッセンジャー」とか、LINEでのやりとりみたいな方法がまず思いつきますね。また電話番号を利用した「メッセージ」も簡単でいいです。

Twitterは、情報を得るものと割り切って使っている人や、なんだか怖いものと思っている人などがいるかもしれませんが、つながる相手をちゃんと選べば、ディープな趣味の相手を見つける(当然本名も必要はないし、言わなくていい)ことができるし、知らない相手でも雑談が捗るというメリットがあります。なんというか「不安になんかなっていられない」面白さがあります。

もちろん音声通話やインターネットを使ったビデオ通話でもいいですよ！最近、人に勧めていて、すごく評判がいいのは、映画やドラマやライブ動画(演劇やコンサートやお笑いライブなど）を、**一人で観るのではなく、人と一緒に観るのです。**

もちろん離れたところにいる、仲がいいか共通の趣味を持った友人などと一緒にです。映像のスタートボタンを同時に押して視聴開始です。オンライン上映会です。あとはその映像を観ながら、脇に置いたスマホで言いたいことをあーだこーだ言い合いながら観るんです。先ほど映像はダメと言いましたが、こういうのはオッケーです。

なるべく、どうでもよいこと、（本人からしたら真剣でも）他人からしたらくだらないこと、そういう内容の「会話」を、オフライン・オンライン関係なく、どんどんしてほしいです。

その際、文字だけ、音だけ、映像あり・なし、など、すべてはみなさんが心地いいようにしてオッケーです。

✹ラジオの良さ——ラジオの消極的利用

私も意外でしたが、このコロナ禍にあってラジオは非常にオススメのツールのようです。確かにそうかもしれません。さきほど述べたように、「映像がない」ということが一部の人にはかえって心地よいかもしれません。それは、映像による余計な情報が入ってこないからです。

たとえば「数字」です。これはテレビの副作用のときに述べたこととつながりますが、みなさん「数字」というものに弱い。それなのに数字を知りたがる。数字をうまく解釈できないくせに、数字で決めようとする。

ダメです。**数字を扱うべきなのは、その道のプロがその道のために利用するときだけです。**

たとえば私は単なる臨床医であって、感染症の専門家でもないし、ウイルス学の専門家でもないし、公衆衛生・社会医学の専門家でもないし、感染症数理モデルの専門家でもないし、危機管理の専門家でもありません。このそれぞれの専門家が、それぞれの用途で数字を使うことではじめて数字は生かされます。私ですら、数字の扱いや解釈はこういう専門家に全面的に委ねています。だから、一般のみなさんならなおさらですよ。

ラジオの良さは、かなりしっかり聴いていないと**数字がはっきりと認識できないという点**です。一方、テレビは画面に数字が出てきて瞬間的に視認できてしまいます。

これを、日本語ではなく「習いたての」英語とかフランス語とかで、流れてきた音を聴いているのを想像してみるとよくわかります。不慣れなリスニング能力だと、早口の英語やフランス語で数字を言われても全然聞き取れませんよね。それがテレビだと、たとえ英語自体が聞き取れなくても、数字を画面にバーンと見せてくれれば読み取れます。つまり**テレビは認識でき過ぎてしまうのがデメリッ**

トなのです。

その点、ラジオは最高です。音だけなので、聞き逃してしまって正直よくわからなかったら、それでいいみたいな雰囲気があります。一時停止も巻き戻しもできません。私はラジオを積極的に聴けとは言っていません。ただ、消極的な利用がここへきてかえって居心地がいいのではと思うのです。

ラジオ番組にもよりますが、ラジオではパーソナリティと呼ばれる進行役の方がいますね。リスナーからのハガキを読んだり、話題を紹介したり、ゲストと一緒にあーだこーだ言い合うとか、モノローグとか。

なんでもいいのですが、人の声というのが実に温かい。しかも発信する側も、（ラジオですから）リスナーが音しか聞こえていないのを知っていて話をするので、なおさら温かいんですよね。**映像なしで届くように話すことで、温かさや柔らかさが増す**のでしょう。

聞いてもいいし、聴いてもいいし、聞き流してもいい。ラジオを流しっぱなしにすることを勧めます。何と言っても高齢者にもおすすめしやすいですよね。これを機に自分の親などに、ラジオをプレゼントするのはいかがでしょうか。

喧騒をつくる

これは前項の、ラジオの話の一部言い直しになります。

生活の中に、意識して「喧騒」をつくることが大事です。多少ざわざわしているくらいのほうが、神経というのは過敏で硬直した状態が緩和し、紛れます。

身体の痛みがつらい患者さんは、深夜就寝中に悪化することが多いです。日中はそうしたざわつきのほうに神経が向くため、痛みを感じる硬直したワンパターンな神経回路の外へ一時的に神経を外すことができるのだと思います。

喧騒はこの際なんでもいいです。音が鳴っているほうがいいです。この点、ラジオはやはり秀逸ですよね。

運動、というと音とも違いますが、運動をしていると自然と自分の息遣いや足音などが音として発生するので、音が苦手なら運動でもいいかもしれません。神経も紛れますしね。

音にしても運動にしても、しんみりするよりそういう**ほどよい喧騒があるほうが、脳が落ち着く**のではと思います。脳が落ち着くと、不安が減ります。不安があまり発生しなくなります。

ちなみに「声に出してしゃべる」というのは、その出した声は自分の耳に聴こえますから、喧騒をつくっていることになります。前項通り、やはりしゃべることは大事ですね。

これまで音楽を聴く、積極的に楽しむ趣味があった人は今もけっこう落ち着いていると思います。いつも通りのことする、音を出す・聴く、という私の考える重要点を楽々クリアしているからです。

✹情報を遮断する

コロナの世の中になって、「ちょっとなんだか具合が悪くなってきた」と自覚できた人の多くは、情報を得すぎたことに気づき、ほとんどの情報を遮断し、情報源をかなり厳密に限定する、といったようなことを自らしているそうです。さすがですね。賢いです。

前章で私は、シャムズが成立する前提として「情報を得ている」という要素があると指摘しました。情報の媒介物としてのmedia（いわゆるメディア）を介して、不安がどんどん伝播しているのだと言いました。本当にその通りだと思います。どうか、一人暮らしは具合が悪い、とさきほど私が言った言説を切り取って一義的に理解しないでください。「一人暮らし、かつ、（その人に見合わない）情報過多」というのが具合を悪くしているのだと思っています。

私が診療で患者さんに「テレビをあまり見ないで」というと、「はい、わかりました！　そうします」という人はめったにいません。「そうはいっても先生……」という反応が一番多いです。特に高齢者です。

世の中はすぐにうまくは変わりません。でも自分の行動は、決心次第で少し変えられるじゃないですか。たとえばこの「情報の遮断」も、腹さえくくればできるはずなんです。

たとえば想像してください。

みなさんが今この本を読んでいる日の**直近一週間の情報を一切得ていなかったとしたら**どうでしょうか。

別に困らないんじゃないですか？　生活、変わりますか？　トイレットペーパー情報とかが得られずにお尻を拭けずにいますか？　ＰＣＲ検査できずに死亡した人がいて、それが気になりますか？

……すみません、ちょっと取り乱しました。少しくらい情報がなくても、おそらく全く困らないのです。インターネットのこのサイトの情報だけを読むとか、Ｔｗｉｔｔｅｒのこのアカウントだけ読むとか、信頼できそうな人を決めてその人だけから情報を得るとかすればいいのです。素人の方が日々、きっちりと情報を漏らさず得ることのメリットが、私にはよくわかりません。

適度な情報の管理をし、一部は遮断し、絞り込む。こんなことを検討するいい機会なのではないでしょうか。

優しい会話があるならば、ネットやテレビすらも要らないのかもしれません。本書の目指すところではありませんが、それこそよい原風景なのかもしれません。

第6章 不便な暮らしをどうするか
～コロナでも変わらないすごい人から学ぶ～

前略　○○○さん

いつもありがとうございます。○○○さんのいつも変わらぬその態度や言動、笑顔に私たちは救われています。

○○○さんは、コロナの前も今も、ほんといつも変わらないですよね。別にスーパーマンみたいなことをしているわけでもないのに。こちらがちょっとつらいことがあって話しかけても、全然前と変わらない態度で接してくださる。

自粛要請で少し不便そうにはしていますけど、それでもいつも変わらず淡々としていますよね。不便を楽しんでいるかのようにも見えます。

そんな○○○さんが、私たちがどんなに不安定であっても、変わらず同じように接してくれる。それだけで、本当にそれだけで私たちは救われています。みんなそう言っています。

この前もＺｏｏｍでのオンライン飲み会はほんと楽しかったです。しゃべるだけでこんなに元気になるんですね。いつもありがとうございます。

本来ならお会いしてお礼申し上げるところ、自粛中につき書面で失礼いたします。

不一

✸すごい人 その1：◯の人

……はい、急に◯の◯◯◯さんへの感謝の手紙ではじまりました。紹介し忘れましたが、◯◯◯さんは◯の人の中でも飛びっきり◯な人です。

（※筆者注 ◯については 第4章を参照してください）

このコロナの世の中で、◯◯◯さんみたいな人、みなさんの周りにもいませんか？ ほんとあれ、何なんでしょうね。

こういう**社会不安に影響を受けないタイプ**なんだろうと思います。少ないながら一定の割合でいるので、多分遺伝素因なんだろうと思いますけど。

みなさんに特におすすめするのが、こういう◯◯◯さんのような「◯の人」と日頃から意識して付き合うことです。

いつもおんなじように接してくれる人というのは、はっきり言って宝です。

焦らなくていいので、こういう存在を、確実に見つけましょう。

✹すごい人 その２：自分の軸がある人

音楽を常に聴いている人いますよね。そういう人たちは、このコロナの世の中ですごくよい安定感を誇っているように思います。

○キャンプや山登り↓行けない
○音楽演奏やスポーツ↓発表会や試合が開催されない
○プラモデル作り↓静かだし、数にも限界がある
○音楽（ライブやコンサートに行く）↓行けない
○音楽（音源を所有し、いつも好きなものを聴いている）↓☆

非常に偶然だとは思いますが、このコロナ禍・自粛中でも屋内で楽しめ、ソー

シャルディスタンスも、もちろん関係なく保て、新たにたくさん買わなければお金もかからず（ＹｏｕＴｕｂｅなどもあるし）、音源もネットダウンロードやネットショップで外出せずに買えるなど、現在のいろんな困難を全部跳ね返せる要素が音楽には揃いまくっています。

音楽愛好家は、いつも音楽と一緒です。通勤や移動のときはマスクしながらでも聴けます。またテレワーク・リモートワークにも対応可能で、音楽を聴きながら作業ができます。

これは、前章で述べた「喧騒をつくる」を教わらずにできてしまっているので、**シャムズの種になる「不安」が生じにくい上に、「不安」を和らげる効果も**あります。

音楽をこれまでそこまで聴いてこなかった人へ。

これからでもいいので、この際趣味にしてしまいましょう。今は、ネットで買うときにもけっこう試聴もできちゃったりしますので、どんどん試聴してあらためて自分の好きな音楽を突き詰めていってみてください。

今までチャレンジしなかった分野・ジャンルも攻めてみてください。詳しい人にオススメを聞いてみたら、優しく教えてくれると思います。好きな理由とかを聞いてみたりすれば会話が発展し、要するに「雑談」が盛り上がります。

音楽愛好家というのは、まあ程度はいろいろですが、要はオタクです。オタクのよいところは、自分に軸があります。こういう、自分に軸がある人は、社会が不安定なときも強いです。

「いつも通りのことをする」ことにかけては、オタクに敵う者はいません。たまたま今回は「音楽」を話題にしましたが、普遍性は高いと思い、思い切って音楽を名指ししました。

「愛は地球を救わない」と思いますが、「音楽は地球を救う」のではないでしょうか。

✹すごい人その3：つらい病気を乗り越えてきた人

このコロナ禍において、外来で定期通院患者さんを診ていると、定期的に長く私のところへ通っている人ほど、なんだか淡々していつもと変わらない様子です。健康な人に比べたら、元気がなくなっていてもおかしくないのに、です。

ふーんと思われるでしょうか。ちょっと考えてみてください。こういう人たちはたいてい慢性病で、治療の終結が難しい（できないとは言っていない）し、間隔はともかく定期的に病院に来なくてはならないんです。

いま、みなさんが極力行かないようにしてくれている病院に、ですよ。なかには訳あって免疫を抑える治療薬をずっと飲んでいらっしゃる方もいますし、病気自体によって免疫が弱くなってしまうリスクの人もいます。

一番病院に来ることを控えたい人が、一番病院に来なくてはならないんです

よ。まず、彼女・彼らのこのつらさがわかりますか。

とにかく病院に来るんです。来なくてはならないんですよね。それなのに、比較的どっしりと構えて大きく慌てる様子もなく、パニックなどとは程遠い（これはあくまで感想ですが、病院に普段来ない人の方がパニクっていますすね）。余談・雑談みたいなのを私にしてくれる人もいます。診察終了後、診察室を出る時は必ず労いの言葉をかけてくださいます。こんな場で大変恐縮ですが、いつも本当にお疲れさまです&ありがとうございます。

✸ 過去のつらさと新しい安定

さて、そんな彼女ら・彼らは、つまり定期的に長く私のところへ通っている人ほどいつもと変わらない様子なのはどうしてなのか考えてみました。

まず思いつくのは、彼女ら・彼らは病院に来慣れています。私だけではなく、病院の受付の人、助手さん、看護師、検査室の人、薬剤師さん（他にもいます。すみません）。

医療というものの構造とともに、それぞれの人たちがどんな様子で普段どんなことを言ってくれるか、患者さんはもう事前にわかっています。この「**いつもと変わらない感**」**が患者さんを安定させている**ともいえます。

次に、その中で特に医師・看護師・薬剤師・栄養師・臨床検査技師のような、超がつく専門職と定期的に会ってお話をしているから、というのも大きいと思います。一種の、病院という「スクール」に通っている感覚かもしれません。

コロナなんぞが流行る前から、用心し慣れているんですよ。冬は風邪、春は花粉症、夏は熱中症、秋は冷えや喘息や食べ過ぎ注意、など季節ごとに健康を維持するためのお話をいっつも聞いているんです。

これは成長します。進化します。

こういう患者さんたちは、こんな**コロナごとき比較にならないくらいの苦しみ**

をすでに経験しているのです。病気になったときはつらかったでしょう。症状も苦しいのに、さらに急に告げられた病名に戸惑ったことでしょう。本当につらかったと思います。

私は、そんな患者さんたちとそれを支えた人たちを、本当に尊敬しています。すごい！と思っています。誰のせいでなったわけでもない病気を抱えて、日頃からじゅうぶん他人より不便に暮らしているんです。

そんなのに比べたら、こんなコロナ、楽勝なんでしょうね。私はわかります、それが。

シャムズも何も、すでにもう人生シャムズってるよ！

そんな叫びをいつも聞いているし、見ているからわかるのですが、難しい病気のために自分の環境や状況が一変してしまった人たちは、そのあとどうしているか、みなさん知っていますか。

いつまでもウジウジしていないのです。どこか腹をくくって、凛としてかっこいいとすら思います。そうなんですよね、たぶん新しい安定を得て、**それまでと別のその人らしさ**を手に入れたのだと思います。

✹新しい安定を得た人たちへのリスペクト

いいですか、難しい慢性病を抱えた方たちは、これからはすべての人たちのお手本になると思います。

私はいつもなぜか感謝される側ですが、これからはあなたたちが感謝される側です。難しい慢性病を抱えた方たちは、その病気になる前となった後で生活（あるいは人生）が一変したんですよね。それで、その前に戻りたいけれど戻れないと察したときには、どれほど絶望したでしょうか。

しかしあなたたちは、生きている。きちんと。病気になる前の「当たり前」が変わってしまったけれども、その世界の中で生きています。

「同じことを続けたい」ということに拘泥して、前に進めずにいる人たちにとってのお手本になる人たちが、日本中にたくさんいるというのは、とても心強いことだと思います。

診察室からのアドバイス 3

「コロナPCR」

PCR。本来（一般内科医の）私ですら日常的とはいえないこの検査方法、なぜかみなさんが口にするようになりました。

めちゃくちゃ超専門用語です。こんな専門性の高い検査のことをみなさんが言いだして、「嫌な予感するな〜」と思っていたら案の定。いくらか誤解があるようです。

今「シャムズPCR亜型」なる、具合が悪い人がいて、このコラムを読んだ人が私の病院に電話しまくるのを承知で説明いたしますね。私が外来などで使う説明法です。

コロナPCR検査は、「陽性（=感染あり）のほうへ、グッと寄せる検査」です。問診や診察の内容から、「うーん、これはコロナがありえるな」と医師が思ったその気持ちを、さらに「ありえる」ほうへグッと寄せる検査です。この場合のPCRの信頼感はすごいです。

へぇ～と思いましたか？　私、実は今みなさんを騙していました。騙したというか、ミスリードしました。

実はこのことは、コロナPCRだけじゃなく、医療機関で行われる検査全般でいえることなんです。検査とはそういうものなのです。

考えを、寄せるもの。「考え」が先なんです。

コロナの場合、PCR検査は「感染あり」に寄せる精度は高いです。

しかし、「感染なし」に寄せる力はかなり貧弱です。PCR検査の陰性が、「感染はなさそうだな」というほうに寄せる力が弱いのです。PCR陰性が、感染がないことの証明にならないのは、そういうことです。

じゃあいつまでたっても不安が拭えないじゃないか！　というかもしれません。そうなんです。サクッと拭えないんですよ。

症状で決めてほしいというのはそういうことで、症状はなにで判断するかといえば、自己申告です。判断を他人に委ねるのではなく、自分で決めるということになるのですが、そういう時代になったということです。

症状はあるけど早く出勤したい、と考えるのではなく、症状がなくなったら学校や仕事に出る。そしてその目安は、コロナ感染が確定した人でも発症から十四日という目安があります。

「検査一発」で決めるのではなく、総合判断で決めるという思考をみなさんが身につけることができたら完璧なのにな、と思いますが、高望みしすぎでしょうか。

第7章 コロナのせいにしてみよう

ここまでで、何か気づきを得た人、得られなかった人、色々いると思います。

コロナで大変で、お先真っ暗に感じている人もいると思います。

私はとにかく、周りへの声かけが大事だと確信しているのですが、もう少し気持ちを前に進めたい人もいるのではないでしょうか。

そこでおすすめの考え方が、前章で述べたことも踏まえてこうなります。


もとの世界に戻れるかではなく、コロナのせいにして、さっさと自分を操ろう。

もとの世界に戻れるか。この本の執筆段階では、新型コロナウイルスを抑え込んでいる段階ですので、なんとも言えないのですが、これだけ社会が一変してしまうと、「まんま元どおり」というのは難しいのではないかと思います。

いち早く考え方を変えるべきだと思います。

というか、**コロナの世の中になってから新しく得ることができた、とてもよいこと**について目を向けていきたいです。

本書の冒頭に述べたように、私は社会や経済や公衆衛生を扱う専門家ではありません。しかし、健康や病気という点から個々の人間をみるプロではあります。

せっかくなのでそういう視点から気づいたことを私見とともに述べてみたいと思います。

✸ 新たに得たもの「風邪っぽかったら、休む」

まず、コロナの世の中になってからというもの、「単なる風邪」で医療機関を受診する人がとても減ったと思います。熱が出たとか風邪っぽいとかで、すぐ医療機関に行くというのではなく、まずは家で休もう、というように世の中が変わりました。

これは画期的なことです。医療者はみんな感謝しています。何年も何年も何年も、繰り返し繰り返し繰り返し、お願いしていたのに叶わなかったことが、この一、二ヶ月であっさりとできてしまったのです。これをパラダイムシフトと言わずして何なのかという感じです。

いいですか。**風邪っぽかったら、学校や仕事を休む**のです。で、よくなったら行くのです。もちろん、体調自体がなんだか不安だな、心配だなと思ったら、いつでも病院に来ていいです。結果的に、熱が出てすぐ行くでもいいですよ。私たちが控えてほしいと願っているのは、

○大丈夫だけど、念のために病院にいこう
○風邪っぽいけど、それなりに元気だし出勤しないとまずいので、インフルエンザだけでも否定してもらおう

みたいなタイプの受診です。

今回、テレワーク・リモートワーク、一時休業あるいは営業時間短縮、のような不本意な業務変更や、Ｚｏｏｍなどによる（不便な）ネット授業などを経験している方も多いようですが、今後必ず活かせます。

そうすれば、風邪っぽかったらすぐ休み、家にいるということが自然にできるようになっているはずです。

✹体調が悪ければ学校や仕事を休む

風邪で休んだ場合にいつから学校や仕事が再開できるか、などもできれば今後

は自分で考えてほしいです。今回の「新型風邪ウイルス」の事例を通して、**ウイルス性疾患の治癒証明が難しい**ことはわかっていただけたでしょう。

これは、他のウイルス（普通の風邪ウイルスも）でも同じなんです。これまでの話題はインフルエンザ（これもウイルス）が代表格でしたが、「×××ウイルス感染の否定」とか「×××ウイルス感染の陰性証明」といったものが、今回のことで**概念ごとぶっ壊れてほしいな**と心から願っています。

否定なんてできないのです。

医者でもわからないことを、みなさんならわかると丸投げしているわけではないのです。**治癒の判断こそ、自分自身でやるのが最適かつ最善**ともいえるのです。検査が無力である以上、医者だって体調の判断は患者さんの申告に基づいて行います。だから、みなさんの良心に委ねるのです。

✸手を洗うということ

今回、散々実践しているだろう、手洗いなどの衛生面での留意事項というのは、われわれ医療者がもともとやっていたことです。ちっとも特殊なことではありません。こういうのも、今回一般の人たちにも理解が進んだのであれば、われわれにとってはこの上ないことです。

お子さんをもつ親の立場の人であれば、子どもと一緒に手洗いをしてトレーニングをするとよいでしょう。外出したときには、そのあたりをベタベタ触らない、床にゴロゴロしたり座りこまない、手を洗わずにものを食べたり手を顔にやったりしない。

なかなかできないですが、風邪ウイルスをもらうリスクを0%にするのが目標ではありません。**機会（チャンス）を減らす**のです。確率を減らすのです。この感覚が、一般の人と医師とで違うかもしれません。取り入れてもいいおすすめの考え方です。

✸コロナのせいにしてみよう

「コロナのせい」それは皆が思っていることですよね。でも、これ以上コロナを追及しても仕方がないことです。

かといって、コロナという現実から目を背けるとも違います。

コロナのせい。そう心に決めて、その代わり、もうコロナにいたずらに怯えるのはやめて、少し、自分や自分のからだにいいことしませんか。

コロナのせいにして、コロナへの意識をそらしながらやっていく。

これだと思うのです。「コロナそらし」です。

では、コロナのせいにするということの具体的な方法の一例をお教えします。それは**エクスプレッシブ・ライティング**（expressive writing）です。これは心理学用語でもあり、臨床上の効果についての検証がされているかどうかはともかく、私がかなりおすすめできると考えている手法です。

やり方は簡単です。紙とペンを用意し、いま自分が感じているストレスや嫌なことを全部箇条書きにするものです。個人的にはあまり「こころ」なんて言葉は使いたくないのですが、**心の奥にある感情や考えていることを全部表へ吐き出すように書く**のです。

内容も厳密に選ぶ必要はありません。また嫌なことに限らなくてもいいし、人に見せても見せなくてもいいです。

実際に、私の知人（非医療従事者・女性）にやってもらいました。

○おしゃれな服や着物を着ていく場所がない。

○世界で一番可愛いマスクを自作しようと思ったら、布を買いに行けない。

○カレーを食べに行けない。
○ならば自分で作ろう！　と思ったら材料のある店に行けない。
○そもそも出かけないからマスクは要らない。
○彼氏の中国転勤が白紙になった。
○仕事探しができない。

こんな返事が返ってきました。素晴らしいです。せっかくなのでやってみた感想も言ってもらったところ、「最後以外は大した問題ではないことに気づいた」とのことです。実に素晴らしいです。

この手法は、なるべくありのままがいいので、本当は「医者から患者へ」の構図にせず（構えてしまうからです）、仲のよい友人同士でやるくらいのカジュアルさのほうがいいと思います。

「雑談」の一環として、仲間同士で交換し合うのはいかがでしょうか（雑談についてはすでにこの本で述べていますが、今みなさんがもっとも不足していて、私がやってほしいと思っていることです)。

もちろん、**深刻なストレスを内省的に吐き出す**のもいいです。これこそが本来のエクスプレッシブ・ライティングの真骨頂でもあります。

とにかく書く。とりあえずストレスや嫌なことを言葉にして、紙に置いておく。そこから脳の神経の整頓とメンテナンスがはじまる、という感じです。**書いたものを自分自身で読む**ことが大事です。

こういうことが、なかなかできないという人もいます。そういう場合があるということも、私は知っています。でもそういう人は……大変言いにくいのですが、具合が悪いのかもしれません。

ストレスに感じていることを箇条書きにする。これくらいのことをできないというのは、やっぱり具合が悪いかなと思います。周りの人はなんて言っていますか？　しっかりと周りの人と声を出してお話しするか、散歩に出て体を動かすか、何かアクションをとったほうがいいかもしれません。

✸自分を操ろう

いち臨床医としてのコメントになりますが、つらい症状に長いこと苦しんでいる人というのは、もちろん例外や個別性はあるのですが、たいがいは「症状に振り回されている」という傾向にあります。そして**すべてを症状のせいにして、本来すべきことをキャンセル**します。

これはどういう内面を言っているかというと、私はこの症状のせいでこうなってしまった、またもとの体になるまでは働けない（学校に行けない）という、実に子どもじみたロジックに大真面目にはまっていることが多いのです。

これの何がいけないかというと、症状が何もない世界というのがあって、自分がそこにまだ行けていない、と考えてしまっているのです。

実際には、**症状がある自分がいる世界と、症状が和らいだ自分がいる世界は、ひと続きで連続**しています。「早く症状が何もない世界に私を連れて行って」と知らず知らずのうちに考えてしまっているのです。

言いにくいのですが、これは不適切な考えです。自分自身で自分という体を操縦してほしいのです。最初は少々その体がポンコツ（失礼）であっても、やれることからでいいので、なんとか操縦を試みてほしいのです。

つらい症状が外から急に降ってきたかのように、それが自分の体にまとわりついて、そのせいで私はつらいのだ。大なり小なりこう無意識に思っている患者さんが多いというのが、臨床医としての私の現場感です。

実際には違います。**その症状は、患者さんの内側から起こっていることであって、外からやってきたものではありません。**

✸コロナで傷ついた身体にはリハビリを！「コロリハ」のすすめ

コロナ、シャムズもそうかもしれません。

別に新型コロナウイルスに感染してCOVID—19（新型コロナウイルス感染症）になっているわけではないのに、体がつらいということは「外から症状がやってきて入り込んだ」のではなく、みなさんの内側から起こった症状だということなのです。つまり、自滅しているのです。こんな損なことはないですよね。

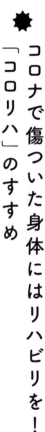

私が実際の患者さんにどうしているかというと、プロスポーツ選手などが怪我で一線を離脱し、復帰に向けて徐々に調整していくことを想定してもらっています。私がトレーナー・コーチになり、患者さんにアスリート・選手になってもらうのです。

一線の選手ほど、故障・離脱の間「まったく何もしない」というのをひどく回避します。なまってしまって、かえって復帰が遅れるからだと思われます。

これは患者さんでも一緒です。医学的に見合わない安静・休養を長引かせてしまうと、筋肉や代謝などが衰えてやはり回復から復帰が遅れてしまいます。なので、私は患者さんに**ちょっとずつ復帰すること**をすすめています。人間の体は、ある日から「フル復帰」などできるほど機械じみてはいません。

プロスポーツ選手と患者では、全然違うではないかと言うかもしれません。私はそうは思いません。大事なことはすべて一緒だと思っています。


コロナ社会でも原理は同じです。

確かにコロナのせいで、社会や個人の健康面での不調が多くの人に来てしまったのでしょう。でもそれを、また元どおりになるまで待って、元どおりの状況にならない限り何もしないというのは、たぶん復帰が遅れるやり方です。

いま置かれた状況で、**無理をしない範囲くらいで最善のことをしている**ということ自体がまず大事です。そして、ちょっといろいろ不具合なまま、前とは別の安定を目指してみるのです。コロナで傷ついた心身を、リハビリテーションで新たな身体に変えて整えていく。これを「**コロリハ**」と呼びましょう。

スポーツ選手が故障・休養・リハビリ中にフォーム改造を図り、復帰明けに新たな境地に至ってかえってよい結果を残すことがありますが、それと同じだと思います。

こういう場合の「何かやってみよう」は、シャムズではありません。「回復」に必要なことです。

不健全なのは、やはりその人らしくなく、平素と全然違うことをしてしまうことです。これをこの本ではシャムズと私は呼びましたが、シャムズのよくないところは、**見かけより消耗が激しい**という点です。

シャムズ自体は病気ではありませんが、シャムズという考え方を使って具合が悪いかもしれない人を見つけ出す手立てになれば、と思っています。

コロナ社会に慣れよう。

これはたまに聞くし、まあいいかなとは思うのですが、個人的には好きではない考え方です。コロナは嫌です、普通に。だからコロリハをして、やがてはそれぞれがそれぞれの形でコロナ社会から脱却して、自分たちの考える新たな安定した状況へ復帰してほしいなと思います。

おわりに

本書のおわりにあたり、少し最初を振り返りましょう。私はこの本の冒頭（11ページ）で、この本の結論を先に述べていたのでした。くどいかと思われるかもしれませんが、それをここに再掲しましょう。

あなた・あの人の具合の悪さは、みんなコロナのせいです。頭や精神がおかしくなったように見えても、別に精神疾患になってしまったわけではなく、みんなコロナのせいです。
しかし、コロナで変わった社会をすぐに変えることはできません。ですから社会やあなた自身が「元どおり」になろうと目指す（＝もがく）のではなく、新しい安定を自分自身でつくっていこうよ。と、私は言いたいのです。

ここまで読み切った上で、今この結論を読んでみてどうでしょうか。最初に読んだときよりも、なんとなく理解が進んだのではないでしょうか。

シャムズというものが病気ではないということも、同時にわかってくれたはずです。このことは、ちゃんと読んでくださったのなら、随所で述べていますし、首肯してくださるはずです。

ここであらためて「シャムズが悪いことではない」ということの意味について述べてみます。シャムズは、コロナで具合が悪くなったこと全般を指しているのですが、

○シャムズになってはいけない
○シャムズにならないように努力せねばならない
○シャムズっぽかったらすぐ病院へ

○シャムズは危険なサインで、そうかもと思ったら診断をされるべき
○シャムズになったら最後……
○シャムズっぽいなと自分で思ったら、それを人に見せてはいけない

……これら、全部間違いですからね。**全部間違いです。**

この通り社会が一変して不自由や不便を強いられて、国民全員がなんらかの形でつらい目にあっていて、それで具合が悪くなるというのは、当然のことなのです。

むしろこれは「**適応**」といって、健全なものです。「適応」とは、社会状況や環境（の変化）に順応しようとしたときに、その人間側から社会や環境に対して働きかけようとしてする行動や心的機制（こころの動き）全般を指すものです。そして「適応」は無意識に行われるのが前提です。

つまり、適応というのはこういう大きな社会の変化が起きたときに当然のよう

に生じるこころの動きであって、かき消したり拒絶したり押し殺したりするような心理状態ではないわけです。

むしろこの適応があるからこそ、適応に失敗しないような心理機制（この場合、不安や葛藤を解消しようとするこころの動きのこと）が働き、その結果、やがてこころの安寧に至るわけです。

適応って、私たちをつらい目から守ってくれているんですね！

ざっくりとシャムズを形づくるものの一部が「適応」だとすると、やはりシャムズというのはなくてはならないものなのです。

ただ、そうした環境の変化に比べて、自分のそうした順応・適合が追いつかないようなとき、体調に変化が現れたりするわけです（不適応という言葉もあります）。

そしてその体調不良が固定したときは「適応の失敗」ということになり、さらにその体調不良が思わしくないとされれば、適応障害という呼び方をしたりします。「適応」というものが大切そうなことをわかってもらえたでしょうか。

実はこの「適応」ですが、すればするほどいいってものではないんです。適応し過ぎる、つまり「過剰適応」という悪い状態になってしまうこともあります。

社会や自分周囲の環境で嫌なことが起きると、普通なら「やだなあ」と思って、陰鬱になったり不安になったり不活発になったりします。それが普通です。しかし過剰適応というのは、この「普通」を経ずに、むしろ**過剰にその嫌なことに適合する行動を重ねる**ことをいいます。すごく不自然ですよね。

この傾向になりやすいのは、優秀で真面目で強い人です。元々体調不良だったり「メンタルが弱い」などとは無縁の人物だったりします。嫌で困難な社会状況に、立ち向かう真面目さと能力がある人こそが、過剰適応の状態になりやすいともいえます。

健全な適応反応をせずに、活動だけ高まるとどうなるか。この時の消耗は本当に激しく、人知れずうつ病になっていたりします。これは極論ではありません。

少なくとも今、みなさんがなんとなく調子が悪いのは、自然なことです。「一億総シャムズ」といってもいいくらいです。

客観的に言ってしまうと、シャムズ状態を経て、「ああ」と思い直して本来の自分を取り戻す端緒となるか、どんどん不適切なほうへ進んでいくか、の二つの矢印があるのかもしれません。誰もが後者にはなりたくないはずです。

であればとにかくまず、シャムズです。そのために、

○まずは「コロナで変わってしまった人たち」を認識し（第一章）、
○シャムズってそう言えばなんだったっけと思い直し（第二章）、
○シャムズってそうな人を周りに見出し（第三章）、
○あなた自身でその人に声をかける（第四章）

……というわけです。わかりましたか？

以上になります。読んでくださり、ありがとうございました。すぐに不安は取れないかもしれませんが、きっと大丈夫ですよ。

さあ、これで本当に最後にします。本書を読むことでみなさんの気持ちが少しホッとしていただけたなら、それが一番嬉しいです。

そのことでもし私に感謝を……というのであれば、それは要りませんので、この本をぜひ周りの人に勧めてください。それが私からのお願いです。

國松淳和

コロナに
立ち向かう
みなさんへ

付章　医療従事者のみなさんへ

この章は、番外編として私の仲間たち（医療従事者、特に医師のみなさま）へお届けします。本当にいつもお疲れさまです。

※注　この章は、医療従事者のみなさん以外は絶対見ないでください‼

✹シャムズは『ゲシュタルト』

本編を読むことでシャムズのことは大体わかっていただけたと思います。

つまりは**シャムズというのは、ゲシュタルト**（Gestalt）なんです。気づきましたか？

この言葉を使うとなぜか反射的に嫌う人がいますが、言葉に罪はないのでどうかＴｗｉｔｔｅｒを見るのをやめて休憩なさってください。

……シャムズはゲシュタルトなので、一般の方に「で、つまりシャムズって何？」って聞かれても一言で答えられません。**一言で言えないのがシャムズだし、一言で言えたらシャムズではありません。**

もしも私が取材とかで「で、先生、シャムズというのはどういうものでしょうか？　説明してください」と訊かれているとき、爽やかな顔をしていたら、それは私の最大級の「社会性」と思って心の中で褒めてください。

シャムズの説明は、この本そのものです。一言では無理です。先に言っておきます。

さて、あらためて共感を得ようとするまでもなく、もうみなさんの頭の中には、

「ああ〜、シャムズいるわ〜」

「ってことはあの先生はシャムズだわ」

「っていうかウチの院長がもうシャムズっててヤバい」

とか、いろんな思いが飛来したかと思います。はい、みなさん、**雑談が足りていません。**仕事しすぎです。

✹ シャムズ特性・シャムズスイッチ

医療者のシャムズの場合は、シャムズ特性というか「この人はシャムズになりそう」ということが、平素の様子から予想しにくい印象があります。

したがって、シャムズ発症に関与しているのはストレス（あるいは恐怖・不

安）に対する感受性の問題だと思っています。つまり受容体の問題といえるので、遺伝子蛋白の違いからでしょうか（雑すぎ）。遺伝子と考えるからには、モザイク・ヘテロ欠損・完全欠損とグラデーションの関係性なのかもしれません。コロナ禍でも大丈夫な人はまったく大丈夫ですから。

日常的な例でいうと、過換気症候群ってありますよね。パニック障害とかパーソナリティ障害とかの精神疾患を持っていたり、心療内科に通院中の患者さんだったり、そういう背景を持つ患者さんが、急に強い過換気発作を生じて救急外来を受診。酸素飽和度が１００％で、治って帰宅となるアレです。

いつもというか、ずっと前から私は思っていたのですが、**過換気症候群は基盤となる精神状態が脆弱な人がなるとは限りません。**

精神科に通院している人は世の中にものすごくいるわけですが、みんながみんなな過換気発作になるわけではありません。他方、普段は全然普通だった人が突如パニック発作を発症して、過換気発作を起こしてしまう人もいます。

つまり、同じくらいのストレスがかかっても、過換気を起こす人と起こさない人がいるということです。

これは、ものすごく理路を飛躍していえば、**ストレスに対する感受性の問題**だと思うのです。感受性が強いと、過換気スイッチが入りやすい。

であれば『シャムズスイッチ（任天堂っぽい）』というのもある……ということになります。なので、シャムズになる・ならないには理不尽さがあります！決して差別しないでください！

コロナ対応の最前線に立つ先生方！日頃からコロナ対応の医療者を差別しないで、って言っているじゃないですか！

……すみません、取り乱しました。ということで、シャムズというのは、みなさんに対しては休憩時間や勤務終わりなどで持ち出すような言葉と思って構いません。

はい、以上を踏まえて次にいきましょう。

シャムズの分類～あなたの周りのシャムズってる人は、どんなシャムズ？～

Ⅰ．狭義・通常型
Ⅱ．広義・通常型
Ⅲ．疲労・倦怠型（masked CIAMS）
Ⅳ．過活動型
Ⅴ．亜型（その他）

✹Ⅰ・狭義・通常型

ある人のシャムズらしさを考えるに際して、その病態である「精神的加重」の定義に忠実である場合を、「狭義・通常型」と呼びます。では「精神的加重」とは何だったでしょうか。

精神的加重というのは、「身体疾患があると、軽微な認知機能障害や意識の低下を生じ、それによって通常であれば適応できていたイベントに対応できずに、転換性の症状が出現しやすくなる」

ということでした。

私は、これを「転換症状」という言葉の定義に忠実だった場合と、そうでない場合に分けられると考えています。すなわち、前者を**Ⅰ・狭義・通常型**とし、後者を次のII．**広義・通常型**とすることにしています。

転換（conversion）とは、一般初診外来や神経内科、精神科、整形外科、耳鼻咽喉科などの外来をやっているとまあまあな割合でみられる、あるいは推定される症候ですね。

神経系の機能に関わる身体症状に注目されることが多いのですが、『精神症候学 第2版』（濱田秀伯著、二〇〇九年、弘文堂、一一三頁）によれば次の**表**のような身体症状が、転換症状として記述があるので参考にしてください。

表　転換症状として現れる身体症状

■運動障害

○脱力、麻痺、弓なり緊張、失立・失歩、失声、けいれんなど

■感覚障害

○感覚鈍麻、疼痛（限局性の頭痛）、圧痛（胸骨痛、乳房痛、卵巣痛）、

心窩部違和感、視野狭窄など

■自律神経系障害

○呼吸困難、嘔吐、発熱など

つまり、やさしく言い換えると、この**Ⅰ．狭義・通常型**は、「コロナによる加重がかかることによって、通常であれば適応できた出来事に不適応を起こし、**表**のような運動障害・感覚障害・自律神経系障害が出現したもの」となります。

「あれ？ これじゃ単なる不定愁訴では？」と思いましたよね。

そうなんです。定義定義うるさくてすみませんが、**実は「精神的加重」の定義に忠実であればあるほど、私の考えるシャムズのゲシュタルトから外れていく**のです。よって、臨床的には「ＴｙｐｅⅠシャムズ」は非常に頻度が低いか、シャムズと認識されずに、普通の内科外来に来たり、不定愁訴として扱われたりしているのだと思います。

これを「神経衰弱」と呼んで深刻視すれば、「抑うつ状態の手前」などと一定の警戒を行えるかもしれません。しかし、私はこれに対し内面に鬱積しないイメージを持っているので、他のタイプよりは予後がよいかもしれないと考えています。

その理由の考察として、**「転換」という現象自体が葛藤に対応する象徴的解決**という一つの成功の形になっているため、なのかもしれません。

つまり身体症状という形で表象化させたことで、患者としてはすでに成功なのであって、結果として不安を軽減させているのだと思います。

患者はなぜそうするか。内在した葛藤が放置されれば、心身を蝕むので何か別のものに変換される必要があるから、と考えられます。

✸ II．広義・通常型

I．狭義・通常型の説明で述べたように、**II．広義・通常型**は、「身体疾患があると、軽微な認知機能障害や意識の低下を生じ、それによって通常であれば適応できていたイベントに対応できずに、転換性の症状が出現しやすくなる」という精神的加重の説明において、「転換症状」の部分に関して「転換」の原義に忠実でないもの、をいいます。

つまり、転換ではあるものの、さきほどの**表**のような**代表的な転換症状以外の何か別の症状になる**、ということで理解しておきましょう。

コロナ社会のせいで、脳の具合が悪くなっていろいろなことが立ち行かなくなり、別のおかしな症状に置き換わってしまうというのが、この「ＴｙｐｅⅡシャムズ」だとしておきましょう。

まあ要するに「典型的シャムズ」といえるもので、カバーするものも、数も多いと思われます。内容については、本編で述べたことがほとんどすべてです。

✹ III．疲労・倦怠型（masked CIAMS「仮面シャムズ」）

仮面ライダー・シャムズではありません。このタイプはちょっと深刻ですから注意しましょう。

お察しのとおり、人柄がよく、サボらず真面目な人に多いタイプです。いつのまにか疲労を蓄積していて、なかではいろいろと変質しているのに、表層からわかりにくいタイプです。

そして、さらにこのタイプは**終末像がうつ病である**、といってしまうとみなさんは混乱してしまうかもしれません。

普通「仮面うつ」というと、抑うつ症状よりも様々な身体愁訴のほうが前面に出るためにうつ病の診断がされにくい・遅れる、ということで話題になる切り口でした。

「仮面シャムズ」では、むしろその人の元々の性質がシャムズをマスクしてしまいます。**つらくても真面目にタフな任務を黙々と遂行するような方**に成立しやすいのが、この「TypeⅢシャムズ」だと思います。医者に多いでしょうね。

Ⅳ．過活動型

過活動型は本編で触れましたね。78ページを参照してください。

このタイプも医者に多いと思います。普段ではしないようなことをはじめてしまうことが典型的です。くどいですが、その判別に有効な視点は「普段のその人のことを知る周囲の人からみれば、およそそんなことはしないだろうということを急にはじめた」というものです。

本人は、このコロナな世の中になって、よかれと思って行動しています。そのため、属するコミュニティの中でのその人の周囲からしても、一見その行動が正当化されやすく、それを止めようとする人がいないというところが問題で、根が深いのです。

しかもたいていは、優秀な人や管理職・社会的立場が上の方が過活動型になりやすいため、それを止めようとする抑止力が働きにくいことも、悪化を促進させます。

こういう人を急に体を張って止めると、その人を否定することにもなりかねない（否定はしていないけど）ので、**少し空回りしてふと疲れた瞬間に一気に説得しましょう。**

✸V．亜型（その他）

いくつかの亜型が（私に）報告されています。まだ雑多な概念も多いため、簡単に紹介するにとどめます。

アビガン亜型

○普段はまあまあ普通なのに、ことアビガン®の話になると急に非科学的なロジックで騒ぎ出すという亜型です

PCR亜型

○普段はまあまあ普通なのに、ことPCR検査の話になると急に非科学的なロジックで騒ぎ出すという亜型です

共通しているのは……ある地雷的なキーワードがあって、それを踏むとスイッ

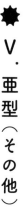

チが入って精神的加重がかかるのか、急に人が変わったようになるということでしょうか。今後の症例の集積・報告を待ちたいです。

✸シャムズ・ミミックス（CIAMS mimics）

あれもこれもシャムズかと思っていると、人物の厄介な発言・行動全部がシャムズにみえてきます。ここで、シャムズと紛らわしい病態を紹介しておきます。**シャムズ・ミミッカー**（CIAMS mimicker）ということですね。

私に一番相談があるもので、**なんだか最近やたらと怒りっぽくなった・攻撃的になったがこれもシャムズなのか**、というのがあります。多いです。代表的だといえると思いますので、「前より攻撃的になった」についての病態鑑別をする形で説明したいと思います。

✹「前より攻撃的になった人」を考える

まず、元々怒りっぽい人がさらにその程度を増した、というのは私のいうシャムズの前提を満たしていないので、シャムズではありません。**シャムズというのは平時との発言・行動の大きな質的変化**をいうのです。

ただ、「程度が増した」というのを「性格・性質が尖鋭化した」と言い換えることはできます。元々のものが尖ったというまさに字のままのイメージです。しかし、これをシャムズに含めるのは、やはり私は少し抵抗があります。

まあこれも、コロナだししょうがないじゃん！　っていうものではありますけれど。

一方、決して怒るようなキャラクターではなかったのに、やけに攻撃的になったという方はシャムズです。

これを判定するのは**その人の日頃を知る近くの周囲の人**です。平素の状態からこのコロナ禍での影響を差し引いていき、どんどん減ってゼロ近くになるのはいいのですが、マイナスになってしまうのがシャムズです。

つまりコロナの影響を加味して、普段と今のバランスが取ろうとして「ええ？そんなことで怒る人だっけ？」というとき、シャムズと判断されます。

✸攻撃的シャムズの鑑別その1「パーソナリティの揺れ」

「自粛警察」などと、世間が自粛に協力しているというのに、正当なルールの基で営業している店舗などに「自粛しろ」と攻撃的に迫り、その営業を不当に妨害するような人がいます。さすがにそれをしているのは医療従事者ではいないように見えますが。

あるいは、放っておけばいいのに、特定の人物の発言をあげつらい瑕疵を探し出して晒す行為で悦に入る人がいます。

これらはともに**シャムズではない**と思います。こういうのはパーソナリティの揺れか、単に意地悪なだけです。

普段では目立たず今になって悪化したので、シャムズではないかと反論するかもしれません。しかし私は、こういう人は普段からこうした性質はあったのだと思っています。

意地悪さには「強い意識下の意図」というものが底にあるように思います。シャムズが「無意識の転換症」が本質であると思っている私からすると、精神的加重で意地悪くなった、というロジックは少し受け入れ難いのです。

他罰的なパーソナリティが平素は抑えられていたというだけで、**生来的な性質がコロナ前後で変質しているわけではない**と思うわけです。

コロナな世の中という特殊な状況下での環境の変化によって、そういう他罰傾向を、社会としては許されるようになり、自己の中では（そのつらさのためにそうした行為をする）自身を許容しているのだと思います。

確かに精神的加重の要素もあるとは思いますが、義憤ということで自分を正当化して、負のパーソナリティを解放しているだけなのだと思われます。

私の考えでは、「自粛警察」の人たちはたぶん消耗していないと思います。むしろ生き生きしているようにすら思います。これは自分が安らぐためにしていることなのだと思います。つまりは単なる**パーソナリティの揺れ**です。

以上よりこれらはシャムズではないと思われます。

さきほど「自粛警察」の人たち消耗はしていないとは言いましたが、具合は悪いのでしょう。でもコロナが直接影響を及ぼしている、というわけでもないと思います。

こういう人には、**雑談をしていくというより、追い詰めないことが大事**です。

ただし、わからないうちは雑談で情報を得るしかなく、結局のところやっぱり雑談しないとわからないということになります。雑談は大事です。

パーソナリティ障害の傾向が強い方は、コロナを怖がっていないように思います。あるのは、コロナ前から一貫してある「**見捨てられ不安**」です。

医者も、こういうとき結構意地の悪さが出ちゃいますね。先ほども言ったように、つらいという状況を、**義憤にかこつけて負のパーソナリティを発露してしまう**。それはそれで問題ですが、医者の周りには医者が多く、いい人や人徳者もいるので、そういう環境要因のおかげもあってひとまずは落ち着き、「闇落ち」せずに安定していくという傾向にあります。

あるいは、SNSで発散したり（発散されるほうの気持ちに立てない人が多いのは問題ですが）、類まれな知能で自分を補正できたりしているのです。

純度の高い「100％シャムズ」は破綻します。

しかし「8割おじさん」ではないですが、「20％シャムズ」みたいな医療従事者はたくさんいて、シャムズの消耗を、残りの8割、つまり能力や知識や周囲の癒しや励ましによって、予防できているのだと思われます。

✸攻撃的シャムズの鑑別その2「ただのASD傾向」

ASDとは自閉スペクトラム症（Autism Spectrum Disorder）のことで、一種の発達特性です。非常に恣意的・操作的にみれば、多くの医師が何らかのASD傾向を持っているとすら思えます。

今のこのコロナな医療現場はちょっとしたカオスみたいなところがあります。するとそうした急な環境変化に順応できず、コミュニケーションに障害を起こしたり、うまく伝わらず苛立ったりします。

また、感染制御というのはチームプレイです。ASD傾向の人は、一人で黙々と作業をするのは得意な傾向にありますが、チームで業務を行うのが苦手な人が多いのです。するとコロナ対応となると急にチーム医療が果たせなくなり、周囲への苛立ち、自分の無力感への苛立ちが目立ち、結果として表出上、周囲としては「攻撃的になった」と捉えられてしまうこともあるでしょう。

これは、もともとある「傾向」が、**環境の変化で社会性を失う形で攻撃的になった**というかたちで表象化しただけで、シャムズではありません。

やはりよく話し合って、一番よい勤務体制をつくってあげましょう。こうした「ASD傾向」のスタッフが得意なこともあるはずです。

謝辞

この本は、シャムズという考え方に賛同してくれた忽那賢志先生からの勧めで書きはじめました。本書の推薦文を私がお願いしたこと、そして忽那先生がそれを快諾してくださったことは、純粋にいわゆる友情からくるものだったと思います。珍しく人間らしい気持ちを感じることができました。ありがとうございました。

また、本書を書きはじめる直前に札幌厚生病院 病理診断科の市原　真先生とオンライン対談をする機会を得ましたが、本書の内容はその対談から大きな影響を受けたことも確かです。

この対談のおかげで、私の頭の中が整理できました。この場を借りて市原　真先生にもお礼申し上げます。おかげで早く書くことができました。

そして、この緊急出版をするにあたっての同志といえる、金原出版の中立稔生さんにもここでお礼申し上げます。阿吽の呼吸とはこのことで、何の気苦労もなく出版に漕ぎ着けることができました。

ただ、この緊急出版の企画と執筆が突如入ってしまったことで、他の出版社の企画や作業が一時滞ったのも事実で、この点ではその出版社のみなさまにご迷惑をおかけしたかもしれません。

いつも、執筆の機会と刺激的な思考の端緒をくださる、出版社のみなさまにもお礼申し上げます。

國松淳和

著者紹介

國松淳和　くにまつ・じゅんわ

一九七七年愛知県生まれ。内科医。日本医科大学医学部卒業後、国立国際医療研究センター膠原病科、同センター総合診療科などを経て、現在は医療法人社団永生会南多摩病院 総合内科・膠原病内科に勤務。

リウマチ専門医、総合内科専門医の資格を持ち、不明熱をはじめとした「原因のわからない病気の診断と治療」を専門としているが、一般内科医としてどんな症状・病態にも対応することを信条としている。

近著は『仮病の見抜きかた』(金原出版)、『また来たくなる外来』(金原出版)、『不明熱・不明炎症レジデントマニュアル』(医学書院)、『ブラック・ジャックの解釈学 内科医の視点』(金芳堂)、『Kunimatsu's Lists ～國松の鑑別リスト～』(中外医学社) など。

コロナのせいにしてみよう。
シャムズの話　　定価（本体 1,300 円＋税）

2020 年 6 月20日　第 1 版第 1 刷発行

著　者　國松《くにまつ》　淳《じゅん》和《わ》

発行者　福村　直樹

発行所　金原出版株式会社

〒 113-0034　東京都文京区湯島 2-31-14
電話　編集　(03)3811-7162
　　　営業　(03)3811-7184
FAX　　　　(03)3813-0288
振替口座　00120-4-151494
http://www.kanehara-shuppan.co.jp/

ISBN978-4-307-10203-2

印刷・製本／シナノ印刷
装幀・本文デザイン／小口翔平＋加瀬梓（tobufune）